中医历代名家学术研究丛书

主编 潘桂娟

Academic Research Series of Famous
Doctors of Traditional Chinese
Medicine through the Ages

"十三五"国家重点图书出版规划项目

董正华 步凡 编著

汪昂

U0308598

中国中医药出版社

·北 京·

图书在版编目（CIP）数据

中医历代名家学术研究丛书.汪昂/潘桂娟主编；董正华，步凡编著.—北京：中国中医药出版社，2017.9

ISBN 978-7-5132-1749-1

Ⅰ.①中…　Ⅱ.①潘…　②董…　③步…　Ⅲ.①伤寒（中医）—临床医学—经验—中国—明代　Ⅳ.① R249.1　② R254.1

中国版本图书馆 CIP 数据核字（2013）第 291557 号

中国中医药出版社出版

北京市朝阳区北三环东路 28 号易亨大厦 16 层

邮政编码　100013

传真　010 64405750

河北新华第二印刷有限责任公司印刷

各地新华书店经销

开本 880×1230　1/32　印张 6.75　字数 179 千字

2017 年 9 月第 1 版　2017 年 9 月第 1 次印刷

书号　ISBN 978 – 7 – 5132 – 1749 – 1

定价　45.00 元

网址　www.cptcm.com

社 长 热 线　010–64405720

购 书 热 线　010–89535836

侵 权 打 假　010–64405753

微信服务号　zgzyycbs

微商城网址　https://kdt.im/LIdUGr

官方微博　http://e.weibo.com/cptcm

天猫旗舰店网址　https://zgzyycbs.tmall.com

如有印装质量问题请与本社出版部联系（010 64405510）

项目来源及国家重点图书出版计划

2005 年度国家"973"计划课题"中医理论体系框架结构与内涵研究"（编号：2005CB532503）

2009 年度科技部基础性工作专项重点项目"中医药古籍与方志的文献整理"（编号：2009FY120300）子课题"古代医家学术思想与诊疗经验研究"

2013 年度国家"973"计划项目"中医理论体系框架结构研究"（编号：2013CB532000）

国家中医药管理局重点研究室"中医理论体系结构与内涵研究室"建设规划

"十三五"国家重点图书、音像、电子出版物出版规划（医药卫生）

前言

中医理论肇始于《黄帝内经》《难经》，本草学探源于《神农本草经》，辨证论治及方剂学发轫于《伤寒杂病论》。在此基础上，历代医家结合自身的思考与实践，提出独具特色的真知灼见，不断革故鼎新，充实完善，使得中医药学具有系统的知识体系结构、丰富的原创理论内涵、显著的临床诊治疗效、深邃的中国哲学背景和特有的话语表达方式。历代医家本身就是"活"的学术载体，他们刻意研精，探微索隐，华叶递荣，日新其用。因此，中医药学发展的历史进程，始终呈现出一派继承不泥古、发扬不离宗的繁荣景象。

中国中医科学院中医基础理论研究所，自2008年起相继依托2005年度国家"973"计划课题"中医学理论体系框架结构与内涵研究"、2009年度科技部基础性工作专项重点项目"中医药古籍与方志的文献整理"子课题"古代医家学术思想与诊疗经验研究"、2013年度国家"973"计划项目"中医理论体系框架结构研究"，以及国家中医药管理局重点研究室"中医理论体系结构与内涵研究室"建设规划，联合北京中医药大学等16所高等院校及科研和医疗机构的专家、学者，选取历代具有代表性或学术特色突出的医家，系统地阐释与解析其代表性学术思想和诊疗经验，旨在发掘与传承、丰富与完善中医理论体系，为提升中医师理论水平和临床实践能力和水平提供参考和借鉴。本套丛书即是此系列研究阶段性成果总结而成。

综观历史，凡能称之为"大医"者，大都博览群书，学问淹博赅洽，集百家之言，成一家之长。因此，我们以每位医家独立成书，尽可能尊重原著，进行总结、提炼和阐发。此外，本丛书的另一个特点是，将医家特色学术观点与临床实践相印证，尽可能选择一些典型医案，用以说明理论的实践价值，便于临床施用。本丛书现已列入《"十三五"国家重点图书、音像、电子出版物出版规划》中的"医药卫生"重点图书出版计划，并将于"十三五"期间完成此项出版计划，拟收载历代 102 名中医名家，总字数约 1600 万。

丛书各分册作者，有中医基础学科和临床学科的资深专家、国家及行业重点学科带头人，也有中青年教师、科研人员和临床医师中的学术骨干，分别来自全国高等中医院校、科研机构和临床单位。从学科分布来看，涉及中医基础理论、中医各家学说、中医医史文献、中医经典及中医临床基础、中医临床各学科。全体作者以对中医药事业的拳拳之心，共同努力和无私奉献，历经数年成就了这份艰巨的工作，以实际行动切实履行了传承、运用、发展中医药学术的重大使命。

在完成上述科研项目及丛书撰写、统稿与审订的过程中，研究团队暨编委会和审订委员会全体成员，精益求精之心始终如一。在上述科研项目负责人、丛书总主编、中国中医科学院中医基础理论研究所潘桂娟研究员主持下，由常务副主编张宇鹏副研究员、陈曦副研究员及各分题负责人——翟双庆教授、刘桂荣教授、郑洪新教授、邢玉瑞教授、钱会南教授、马淑然教授、文颖娟教授、陆翔教授、杨卫彬研究员、崔为教授、柳亚平副教授、江泳副教授、王静波博士等，以及医史文献专家张效霞副教授，分别承担或参与了团队的组织和协调，课题任务书和丛书编写体例的起草、修订和具体组织实施，各单位课题研究任务的落实和分册文稿编写和审订等工作。编委会还多次组织工作会议和继续教育项目培训，组织审订委员会专家复审和修订；最终由总主编逐册复审、修订、统稿并组织作者再次修订各分册文稿。自 2015 年 6 月开始，编委会将丛书各分册文稿陆续提交中国中医药出版社，拟于 2019 年 12 月之前按计划完成本套丛书的出版。

2016 年 3 月，国家中医药管理局颁布了《关于加强中医理论传承创新的若干意见》，指出"加强对传承脉络清晰、理论特色鲜明的古代医家的学术思想研究，深入研究中医对生命、健康与疾病认知理论，系统总结中医养生保健、防病治病理论精华，提升中医理论指导临床实践和产品研发的能力，切实传承中医生命观、健康观、疾病观和预防治疗观"。上述项目研究及丛书的编写，是研究团队对国家层面"加强中医理论传承与创新"号召的积极响应，体现了当代中医学人敢于担当的勇气和矢志不渝的追求！通过此项全国协作的系统工程，凝聚了中医医史、文献、理论、临床研究的专门人才，培育了一支专业化的学术队伍。

在此衷心感谢中国中医科学院及其所属中医基础理论

研究所、中医药信息研究所、研究生院，以及北京中医药
大学、陕西中医药大学、山东中医药大学、云南中医学院、
安徽中医药大学、辽宁中医药大学、浙江中医药大学、成
都中医药大学、湖南中医药大学、长春中医药大学、黑龙
江中医药大学、南京中医药大学、河北中医学院、贵阳中
医药大学、中日友好医院等16家科研、教学、医疗单位，
对此项工作的大力支持！衷心感谢中国中医药出版社有关
领导及华中健编审、伊丽紫博士及全体编校人员对丛书编
写及出版的大力支持！

　　本丛书即将付梓之际，百余名作者感慨万千！希望广
大读者透过本丛书，能够概要纵览中医药学术发展之历史
脉络，撷取中医理论之精华，传承千载临床之经验，为中
医药学术的振兴和人类卫生保健事业做出应有的贡献！

　　由于种种原因，书中难免有疏漏之处，敬请读者不吝
批评指正，以促进本丛书不断修订和完善，共同推进中医
药学术的继承与发扬！

《中医历代名家学术研究丛书》编委会

2016 年 9 月

凡例

一、本套丛书选取的医家，均为历代具有代表性或特色学术思想与临床经验的名家，包括汉代至晋唐医家 6 名、宋金元医家 18 名、明代医家 25 名、清代医家 46 名、民国医家 7 名，总计 102 名。每位医家独立成册，旨在对医家学术思想与诊疗经验等内容进行较为详尽的总结阐发，并进行精要论述。

二、丛书的编写，本着历史、文献、理论研究有机结合的原则，全面解读、系统梳理和深入研究医家原著，适当参考古今有关该医家的各类文献资料，对医家学术思想和诊疗经验，加以发掘、梳理、提炼、升华、概括，将其中具有理论意义、实践价值的独特内容阐发出来。

三、丛书在总体框架上，要求结构合理、层次清晰；在内容阐述上，要求概念正确、表述规范，持论公允、论证充分，观点明确、言之有据；在分册体量上，鉴于每个医家的具体情况不同，总体要求控制在 10 万～20 万字。

四、丛书每一分册的正文结构，分为"生平概述""著作简介""学术思想""临证经验"与"后世影响"五个独立的内容范畴。各分册将拟论述的内容按照逻辑与次序，分门别类地纳入以上五个内容范畴之中。

五、"生平概述"部分，主要包括医家姓名字号、生卒年代、籍贯等基本信息，时代背景、从医经历以及相关问题的考辨等。

六、"著作简介"部分，逐一介绍医家的著作名称（包括现存、已经亡佚又经后人辑复的著作）、卷数、成书年代、主要内容、学术价值等。

七、"学术思想"部分，分为"学术渊源"与"学术特色"两部分进行论述。前者重在阐述医家之家传、师承、私淑（中医经典或前代医家思想对其影响）关系，重点发掘医家学术思想的历史传承与学术渊源；后者主要从独特的学术见解、学术成就、学术特点等方面，总结医家的主要学术思想特色。

八、"临证经验"部分，重点考察和论述医家学术著作中的医案、医论、医话，并有选择地收集历代杂文笔记、地方志等材料，从中提炼整理医家临床诊疗的思路与特色，发掘、总结其独到的诊治方法。此外，还根据医家不同情况，以适当方式选录部分反映医家学术思想与临证特色的医案。

九、"后世影响"部分，主要包括"学术影响与历代评价""学派传承（学术传承）""后世发挥"和"国外流传"等内容。其中，对医家的总体评价，重视和体现学术界共识和主流观点，在此基础上，有理有据地阐明新见解。

十、附以"参考文献"，标示引用著作名称及版本。同时，分册编写过程中涉及的期刊与学位论文，以及未经引用但能体现一定研究水准的期刊与学位论文也一并列出，以充分体现对该医家研究的整体状况。

十一、附以丛书全部医家名录，依照年代时间先后排列，以便查检。

十二、丛书正文标点符号使用，依据《中华人民共和国国家标准标点符号用法》(GB/T 15834–2011)。医家原书中出现的俗字、异体字等一律改为简化正体字，个别不能对应简化字的繁体字酌予保留。

《中医历代名家学术研究丛书》编委会

2016 年 9 月

内容提要

　　汪昂，字讱庵，生于明万历四十三年（1615），卒于清康熙三十三年（1694）；徽州府休宁县（今安徽省黄山市休宁县）人，新安"医学启蒙派"的代表人物，明末清初的著名医药学家、编辑出版家。汪昂一生勤于笔耕，著述颇丰。署名汪昂的医学著作，有《素问灵枢类纂约注》《本草备要》《医方集解》《汤头歌诀》等，在后世流传颇广，深受广大学者和医家欢迎。汪昂以儒入医，学术上主张理法方药全面掌握而不可偏废；其医学理论溯源《内经》，主张辨证必求于本；首倡"暑必兼湿"说，提出"痛风六法"；提倡未病先防，并积极倡导养生。本书内容包括汪昂的生平概述、著作简介、学术思想、临证经验及后世影响等。

汪昂，字讱庵，生于明万历四十三年（1615），卒于清康熙三十三年（1694）；徽州府休宁县（今安徽省黄山市休宁县）人，新安"医学启蒙派"的代表人物，明末清初的著名医药学家、编辑出版家。汪昂一生勤于笔耕，著述颇丰，其成就与贡献集中体现在对中医药书籍的编撰出版上，署名汪昂的医学著作就有10多种。其中，《素问灵枢类纂约注》是优秀的《内经》入门读本，《本草备要》是清代流传最广的普及性中药学著作，《医方集解》是清代方剂学方面影响最大的著作，《汤头歌诀》则众口成诵而百世流传。以上四书，是汪昂影响最大的著作，被称为"汪氏四书"，至今仍是学习中医的入门书籍。汪昂以儒入医，学术上主张理法方药全面掌握不可偏废；其医学理论溯源《内经》，主张辨证必求于本；其首倡"暑必兼湿"说，提出"痛风六法"；提倡未病先防，并积极倡导养生。

笔者通过中国知网（CNKI）、万方数据库检索，获得新中国成立以来有关汪昂及其著作研究的相关论文64篇。从以上论文来看，现代以来，有关汪昂的学术研究，主要涉及以下几个方面：其一，对汪昂医学著作的整理与研究；其二，对汪昂学术思想特点的探讨与总结；其三，对汪昂临床经验的整理与研究；其四，对汪昂及其所属医学流派的评介。相关著作主要有：中国中医药出版社1999年出版、项长生主编的《汪昂医学全书》（《明清名医全书大成》）。该书不仅全文收录、校注了汪昂所著《黄帝内经素问灵枢类纂约注》《医方集解》《本草备要》《汤头歌诀》《经络歌诀》，而且较为系统地梳理和介绍了汪昂的医学学术思想。

汪昂的著作版本较多，本项研究选择的版本是：上海卫生出版社 1958 年出版的《素问灵枢类纂约注》，上海科技出版社 1959 年出版的《医方集解》，重庆大学出版社 1996 年出版的《本草备要》(附《汤头歌诀》《经络歌诀》)。此外，以项长生主编的《汪昂医学全书》为主要参考，对原著进行了深入研读。本书在编写过程中，尽可能查阅相关文献和资料，并对这些资料进行整理、归类、提炼，概括其学术观点。对其中某些独特的见解，尽可能保留原作者的思想，既起到抛砖引玉的作用，也便于后来者进行更深入的研究。

近年来，有关"新安医学"的研究取得了长足的进展，特别是对汪昂的研究积累了大量的资料，取得丰硕的成果。在本书的编写过程中，我们参阅、借鉴了新安医学研究者陈雪功、黄辉等学者的研究成果。所参阅的著作及论文题录均列于书末。在研究过程中，杨文潮、张文军老师和硕士研究生韩志毅、赵钰蓉等曾协助收集整理资料，致以诚挚的谢意！

衷心感谢参考文献的作者以及支持本项研究的各位同仁！

陕西中医药大学　董正华　步凡

2015 年 6 月

目
录

汪昂

生平概述

汪昂，字讱庵，生于明万历四十三年（1615），卒于清康熙三十三年（1694）；徽州府休宁县（今安徽省黄山市休宁县）人，新安"医学启蒙派"的代表人物，明末清初著名医药学家、编辑出版家。汪昂一生勤于笔耕，著述颇丰。其成就与贡献集中体现在对中医药书籍的编撰和出版上，署名汪昂的医学著作就有10多种，以《素问灵枢类纂约注》《本草备要》《医方集解》《汤头歌诀》流传最为广泛且影响深远。

一、时代背景

明清之际随着商品经济的发展，工商业者阶层的队伍逐渐扩大。与此同时，人们要求冲破理学束缚、追求个性、倾向经世致用和反对专制集权的新思想体系逐渐形成。随着西方大航海时代鼎盛时期的到来，西学东渐对中国科技的影响也逐渐显露出来。中西文化与科技的碰撞与交融，亦使得传统的科技受到西方思想的影响。

清顺治初年（1644），明清易祚，清兵入关，史称"甲申之变"。明清朝代更迭，晚明遗民痛心疾首，捐躯殉国者亦多有之，而幸存者一般都选择了不参与时政的回避态度。汪昂在人生的转折关头，采取了软性抵抗的迂回策略，他与同族寓居杭州的儿科名医汪淇一道，到苏州设立"还读斋"坊刻书铺，继续从事军事、历史、小说、诗词等经国济民类书籍的出版。所谓"还读斋"，推测是取"还我读书人太平天下"之义，其早期仍注重刊刻匡复旧业、鼓舞士气的书籍，后期刻书带有浓厚的商业性质，内容转向为民造福的书籍，尤其是医书，坊刻性质也逐渐衍变为家刻了。此前，他在杭州主持刻书过程中广交文友，已网罗了一批明末博学之士从事编辑、刊刻图书的活动。当时名俊黄周星、许仕俊等，都是他的密切合作伙伴。

其钓矶楼后有书室孝友堂，黄周星和许仕俊等就曾长年住在钓矶楼和孝友堂里编书。在他们所作的诗中就描绘了汪昂邀朋请客的情景，如许仕俊诗称其"漫劳门外马车铃"。还有一些文字记载中，提到钓矶楼里有一个很大的藏书室，内有数千种珍贵藏书，汪昂在钓矶楼里忙于编辑出版工作。杭州长期以来就是明朝志士的活动中心，各地受排挤的文人学士多聚集于此，杭州也因此成为书商开拓出版市场的最佳场所。汪昂在主持还读斋刻书出版中，仍继续邀请他们一起编辑、校对、写作，合作出书，为这些在朝代更迭中已断绝生计、穷困潦倒的博学之士提供生存之道，这些以鬻文为生的博学之士，也以其才学和名声编辑出版了一大批优秀读物。由一个忠明志士逐渐转向实际研究，致力于编辑出版工作，汪昂作为文人，虽然无奈但别无选择。

汪昂晚年，乡邻亲切地称其为"浒（许）湾老人"。据此推测，其晚年还很可能曾在赣东浒湾书铺街从事刻书活动。浒湾镇位于江西省抚州市金溪县西部，紧傍抚河北岸，素有江南重镇之美称，是一所历史文化名镇，民风淳朴聪慧。浒湾木刻印书始于明代中期，盛于清代，"籍著中华"，盛极一时。赣东俗谚有"临川才子金溪书"，即称赞浒湾出书的盛况。清初康熙、雍正至乾隆、嘉庆年间则是黄金时期。由于汪昂在写作前对读者群体及如何扩大影响等方面进行了深入的思考，其读者定位"上达宰相，下及妇孺"，并且采用广告、装帧设计等吸引读者的有效方法，所出书籍深受读者好评，获得了极大的成功。据不完全统计，几十年中汪昂及还读斋出版并保存至今的书就有近 70 种，题材十分广泛，军事武学、讽刺话本、诗词歌赋、卜算、医药、经商、生活类等无不涉及。

　　明清朝代鼎革之际，汪昂正值"三十而立"的壮年，其未走向"通荣"之途，非不能也，实不为也。清初顺治帝为笼络人心、巩固政权，对知识分子采取了怀柔政策，一方面招降纳叛，一方面开科取士，以功名利禄笼络知识分子。与汪昂曾共事合作编书的明臣黄周星，"康熙十七年，有以博学鸿儒荐之者，黄避之；十九年，有司又迫遣之，黄叹息曰：'吾苟活三十七年矣，老寡妇岂堪再嫁乎'"（瞿源洙撰《黄周星传》）。其后，遂效仿屈原，三赴清流，终绝食而亡。也有明臣而仕清者，如钱谦益、洪承畴等"贰臣"，一失足成千古恨，其行为常受到世人的讥讽。就当时而言，作为明朝遗民，面对国破易帜，面对异族的统治，汪昂誓不仕清，表现出了民族气节，当然也是中国传统文人本能的一种选择。他在1683年初刊的《本草备要》凡例中，宣称该书是受到一本"围棋棋谱"的启发，并自述道："昂自壮立之年，便弃制举，蹉跎世变，念著书作诗，无当人意，只堪覆瓿，难以垂远。"（《本草备要·凡例》）1694年，在《本草备要》重新增订并与《医方集解》合刊出版时，汪昂再次自述其生平道："少困棘闱，壮谢制举，长甘蓬藋，终鲜通荣，经济之文吾无望焉耳。"（《本草备要·增补本草备要叙》）寥寥数语，道出了他的人生历程，一个"弃"字和一个"谢"字也明确地表达出作者不接受满清政权、不愿与清廷合作的态度。而叙文中关于医药之书"无关道脉""不系政刑"的声明，则更鲜明地表达了对满清统治者的愤懑情绪。这种情绪，在其《素问灵枢类纂约注》中也有所体现和反映。如《素问·至真要大论》谓"平气"曰："不恒其德，则所胜来复；政恒其理，则所胜同化。"汪昂注云："恃己而凌犯他位，所胜者必来复仇。若不肆威刑，政理和恒则胜己，与己所胜者皆同治化。由是言之，则医道与治道亦有相会通者矣。"（《素问灵枢类纂约注·卷下·运气第六》）这一注语，就隐含着汪昂对当时清军攻城掠地、屠城滥杀的愤慨情绪。师友金声逝后近40年，他还在《本草备要》卷三辛荑药下注云："吾乡金正希先生尝语余曰：人之记性，皆在脑中"（《本草备要·卷三·木部》），言辞之中，对抗清义士金正希充满了崇敬之情，其藐视清廷、反抗清政府统治的内心世界表露无疑。

作为读书人，"性命之文无及"，"经济之文无望"，心性人伦之理学受困，经国济民之前途受阻，也就只能游艺于世了。而"诸艺之中，医尤为重"，汪昂的家乡徽州，宋以前称"新安"，宋明时期医学已十分兴盛，斐声杏林的新安医学就发源于此。汪昂叔父汪健侯即是休邑名医，声闻乡里，汪昂曾亲受教诲，《本草备要》木部冰片条下中曾有记载。其师友金声也很热心于医学，曾在京师向西人学习历算之学，接受了西方传教士利玛窦的脑学新说，其"人体论"被认为是中国最早传播西方医学的文章之一。有如此真知灼见的良师益友，在士宦不售的特定条件下，在深厚的文化底蕴和医学氛围的熏陶下，受范仲淹"不为良相，愿为良医"思想的影响，汪昂的人生理想、志趣情操逐渐发生了深刻的变化。他认为古代圣人发明医术之目的，是用"以斡旋气运，调剂群众，使物不疵疠，民不夭札，举世之所持赖，日用之所必需，其功用直与礼、乐、刑、政相为表里""实有裨生成之大德"（《素问灵枢类纂约注·叙言》），常曰："帖括浮名，雕虫小技，纵邀虚誉，无裨实功，唯医一道，福庇最长。于是博采群书，遐稽经册，集前人之长，成一家之说。"（《本草备要·叙》）最终他选择了攻研医药，中年以后开始缩小自己的研究范围，毕倾全力，晨宵砥砺，精研医理，专攻本草，笃志方书，由一个忠明志士转向中医药研究，投身于中医学著述与普及。他借助儒学功底勤苦自励、泛览博取，上自《黄帝内经》等医学经典，下迄后世诸家，努力探索医学门径，探研学术义理，汲取精粹内涵，而于历代医方、本草致意尤深。虽缺乏师传指导，但由于传统文化底蕴深厚，天资聪敏，数年间便声名藉藉，成为闻名远近的中医药学家。还读斋也从坊刻逐步转为主刻汪氏医书的家刻了。其晚年以医为本重新树起

"延禧堂"号家刻，八十高龄的耄耋之年仍在伏案奋笔，编撰了不少传世名著。在1663～1694年的30多年时间里，他一直致力于医学书籍的编撰出版，心无旁骛地献身中医药学。无论兴趣多么广泛，他的阅读都是为医药服务的；济世救人、为民所用的宗旨贯穿于其撰著出版活动的始终。在他的影响下，其弟汪桓、其子汪瑞、侄女汪惟宠等，均参与其部分著作的校订出版工作。

汪昂博览群书，著作颇丰，有《汪讱庵全书》5种30卷行世。据统计，署名汪昂的医著共有10多种。其主要医药著述有《医方集解》（刊于1682年）、《本草备要》（刊于1683年）、《素问灵枢类纂约注》（刊于1689年）、《勿药元诠》（附于《医方集解》卷末）、《汤头歌诀》（附于《本草备要》卷末）、《经络歌诀》（刊于1694年）等盛行于世。这些医著问世以后，少则有数十个版本，多则有上百个版本，"风行远近"，流传三百多年而不衰。《辞海》曾评价曰：汪昂著作"颇切实用，流传甚广，对普及医学有所贡献。"

此外，署汪昂之名者，尚有《本草易读》《汤头钱数抉微》《续增日用菜物》《经络图说》《方症联珠》《新增汤头歌括》《经络穴道歌》《脉草经络五种汇编》《痘科宝镜全书》等。

二、生平纪略

汪昂的一生，为中医药学著作的编辑、出版、普及，以及中医药启蒙教育作出了重大的贡献。各种史料对汪昂记载甚少，或记载混乱，以致其生平事迹几被湮灭。今据现有资料，对汪昂的生平和生卒年代考述如下：

关于汪昂的姓名籍贯，记载比较一致。汪昂，字讱庵，晚号浒湾老人。明末清初徽州府休宁县人。据嘉庆版《休宁县志》记载，汪昂为"（休宁）

县城西门人，寄籍括苍"。括苍，古县名；隋开皇九年（589）分松阳县置，以境内有括苍山得名。唐大历十四年（779）改名丽水。即今浙江丽水东南。

汪昂的生卒年代，尤其是卒年，史料中没有明确记载，多根据其医著序言、凡例进行考证和推测。其出生年代多数学者观点一致，认为是1615年。其推算根据是，汪昂在《增补本草备要叙》后题为"康熙甲戌岁阳月休宁八十老人讱庵汪昂书于延禧堂"。清康熙甲戌年为1694年，又古人计龄多为虚岁，故汪昂生年应为1615年，这也是目前较为统一的认识。但是对于汪昂卒年，目前学者研究结论不一，多认为在1694～1700年之间。例如，有认为是1694年者，也有认为是1699年者。在没有更多可靠史料支持下，根据多数新安医学研究者的观点为1694年，我们亦遵其说。

汪昂，于明万历四十三年（1615），出身于一个富商家庭，祖居休宁县海阳镇西门。汪昂30岁前寓居杭州，甲申之变因避战乱而寄居处州府括苍县（今浙江省丽水市）。其早年攻读经史，长于文学，为明末诸生（秀才）。清顺治初年，明亡入清，乃弃举子业而潜心于中医药学研究，尤其致力于中医药入门书籍的编撰出版，长年在苏杭从事刻书出版和医书编撰工作。

汪昂饱览经史子集，通晓诸子百家，长于文学。据《讱庵填词图》载，讱庵少年时即"以古今文辞知名乡里"，英质异授，后为"一方辞学宗工"，有《讱庵诗文集》若干卷行世。以其文才，仕途进取，《休宁县志》称其"易如拾芥"。然志书又谓其"淡泊名利，长甘蓬藜，终鲜通荣"。孟子曰"学而优则仕"，"士之仕也，犹农夫之耕也"。入仕做官"为圣天子牧养百姓"，乃封建社会读书人实现人生理想和抱负的唯一途径。且徽州乃程朱阙里，宋明理学昌盛，追求功名思想尤为突出，汪昂何以精儒而又"不思进取"呢？盖明末岁月不安，时局动荡。明崇祯九年（1637），后金改国号为清，觊觎中原。其时，年方弱冠、血气方刚的汪昂，在杭州已设有前店后铺的钓矶楼，曾以延禧堂号从事刻书出版工作。当时明庭内忧外患，杭州此前曾刻印过《武学大全》和《武经七书参同》等武学书籍，以武举考生为读者对象。汪昂又与他人合作，于 1636～1637 年间重刻梓行，并在出版说明中还鼓励文人要多读武学书籍，试图挽晚明社稷于风雨飘摇之中。明代徽州府是我国最具特色的四大刻书中心之一，家刻坊刻林立，并随着徽商的足迹而流寓各地，江浙地区与徽州同属（南）直隶省（清初改为江南省），经济文化发达，自然是徽商开设刻书坊、从事出版活动的重点地域。"无徽不成镇"，金陵与苏杭等发达城市刻书业几乎为徽人徽裔所把持，汪昂的钓矶楼很可能就是其家族祖辈创下的产业。

三、从医经历

汪昂生活的明末清初时代是中国医学史上全面发展的时期，这期间中医学的主要特点有三：一是对中医经典著作的整理、校勘注释与研究达到了高峰，涌现出大量文献研究著作，出版了许多综合性医书。二是临床各科也有了长足的发展，许多医家通过对前人医学成就的总结，结合自己的临证体会，不断发展中医理论及临床诊疗技能，产生了多种有重大意义的医学创造与发明。例如温病学的兴起、人痘接种术的发明与普及等。三是随着西学东渐，开始了中外医学的交流。汪昂在继承前人医学理论体系的基础上，着眼于中医药学知识的普及教育，其著作在后世得到广泛传播，为中医药学术传承作出了重大贡献。

关于汪昂弃儒从医的过程，因史料对汪昂生平经历记载欠详，故后世争议颇多。汪昂早年业儒，为明诸生，有《讱庵诗文集》行世。后于壮立之年，弃儒攻医，博览群书，撰著了大量中医学普及书籍，成为清代初年新安医学"启蒙派"的代表者。关于汪昂弃儒从医的原因，各家记载不尽相同。如嘉庆版《休宁县志》记载汪昂"弃举子业，好集医方"；光绪七年版《重修安徽通志》记载汪昂为"明诸生，顺治元年，昂三十二，罢制举，专意医学"；新编《休宁县志》则记载"汪昂因家庭贫寒，遂弃举子业，立志学医"；魏子孝《中医中药史》载汪昂"明亡后弃儒经商，家巨富，性喜医学，潜心研究"；项长生等则指出汪昂弃儒从医的原因是不满清朝的统治。

汪昂弃儒从医当于顺治元年。该年，李自成率领农民起义军攻破京师，明崇祯皇帝自缢身死，清世祖福临在北京即皇帝位，命多铎经略江南。江南人民纷纷抵抗满族入侵，与汪昂交游并告之"记性在脑"的金声，即在此前后起兵抗清，并于翌年兵败身死。满清政府对江南人民进行血腥镇压，"扬州十日""嘉定三屠"相继发生。汪昂于此时弃儒从医，并将这段经历描述为"自壮立之年，便弃制举，蹉跎世变"（《凡例》），应非偶然。这段文字写于 1691 年，距清代第一桩文字狱案发后仅 31 年，时文人动辄得咎，噤若寒蝉，往往不敢放笔直言，再结合史载汪昂"罢制举，专意医学"语，则汪昂弃儒从医或与不满清朝早期残酷统治有关。

关于汪昂从医的学习过程，汪昂曾在《本草备要·叙》中言"余非岐黄家，而喜读其书"；在《医方集解·凡例》中，谓"况余不业岐黄，又学无师授"；在《素问灵枢类纂约注·凡例》又谓"阅三十年，而书始就"。由汪昂自述可知，他学非师授，也非专业医生，而是一位中医药爱好者和自学成才者。

《本草备要》开篇凡例言曰："昂自壮立之年，便弃制举。蹉跎世变，念著书作诗，无当人意，只堪覆瓿，难以垂远。然禽鹿视息，无所表见，窃用疚心，故疲精瘁神，著辑方书数种，以为有当于民生日用之实。"（《本草备要·凡例》）由此可窥探当时作者著书之时代背景。汪昂生活于明末清初时代，少年时代攻读经史，为明末诸生（秀才），后弃儒从医，潜心著述，而成为清代初年的著名中医学家。

明末社会动荡，后金觊觎中原，作为程朱阙里之徽州，理学昌盛。面对满清"扬州十日，嘉定三屠"的血腥入侵，汪昂作为文人秀才，采取了软性抵抗，不与清廷合作的反抗态度。汪昂在《本草备要·原叙》中，提到了其放弃仕途转而习医及出版医书的想法："余少困棘闱，壮谢制举，长甘蓬藿，终鲜通荣。经济之文，吾无望焉耳！至于词章诗赋，月露风云，纵极精工，无裨实用。扬子所谓雕虫篆刻，壮夫不为，不其然乎！窃谓医药之书，虽无当于文章钜丽之观，然能起人沉疴，益人神智，弱可令壮，郁可使宽；无关道脉，而能有助刚大之形躯；不系政刑，而实有裨生成之大德。言不堕绮语之障，用有当施济之仁，群居饱食之余，或可以愧小慧而胜犹贤也乎！"（《增补本草备要叙》）在"不为良相，便为良医"精神支撑下，他倾尽毕生精力，投身于中医药学事业，日夜研究医理方书，搜集百家、详注本草，不为骈词冗句之华丽，而冀平民百姓之可读。虽然缺乏名师的指导，且中年起步，但是由于他儒学底蕴深厚，天资聪敏，再加上刻苦学习，但很快就成为一方名医。《本草备要》一书，即是在这种情况下所产生的一部著作。

明末清初，我国本草学已经发展到鼎盛时期，本草著作内容之丰富、观点之新颖、思想之成熟，都是前所未有的。例如，明代早期官修本草《本草品汇精要》（1505）已载药 1815 味，且分项精确，叙述简明。陈嘉谟撰《本草蒙筌》（1565）载药 742 种，重点阐述中药理论及炮制等，且按声律写成对偶句，方便记诵，是明代早期很有特色的中药学入门书。李时珍《本草纲目》（1590）则系统总结了明代以前的本草学知识，全书 52 卷，不仅载药 1892 味、载方 11000 余首，而且按照药物的自然属性分为水、火、土、金、石、草、谷、菜、果、木、器服、虫、鳞、介、兽、人共 16 部 62 类，每药皆标正名为纲、纲之下列目，按释名、集解、修治、气味、主治、发明、附方等项目阐释，考辨十分周详。缪希雍撰《本草经疏》（1625）载药 490 种，采用注疏的形式，对诸药加以发挥，为明代本草注疏药理之先。前代诸多本草鸿篇巨著，虽考究详渊，广博精深，但篇幅过大，卷帙浩繁，不便于临床查阅及初学。正如汪昂在《本草备要·原自叙》中所言，"古今著本草者，无虑数百家，其中精且详者莫如李氏《纲目》，考究渊博，指示周明，所以嘉惠斯人之心，良云切至。第卷帙浩繁，卒难究殚，舟车之上，携取为难。备则备矣，而未能要也。他如《主治》《指掌》《药性歌赋》，聊以便初学之诵习，要则要矣，而未能备也。近如《蒙筌》《经疏》世称善本，《蒙筌》附类，颇著精义，然文拘对偶，辞太繁缛，而阙略尚多；《经疏》发明主治之理，制方参互之义，甚者刊误以究其失，可谓尽善。然未暇详地道，明制治，辨真伪，解处偶有傅会，常品时多芟黜，均为千虑之一失。"《增补本草备要叙》云："自唐宋而下，名家百氏方书，非不灿陈，而义蕴殊、少注释。如《本草》第言治某病某病，而不明所以主治之由；医方第云用某药某药，而不明所以当用之理。千书一律，开卷茫如。即间有辨析病源，训解药性者，率说焉而不详，语焉而不畅，医理虽云深造，文字多欠通明，难以豁观者之心目，良用怃然。"汪昂有感于此，"特衷诸家本草，由博返约，取适用者凡四百品，汇为小帙"（《本草备要·原自叙》），而撰成《本草备要》。

可见，汪昂以满足临床需要、方便实用为原则，在广泛、深入研究前代本草学著作的基础上，汇集诸家之长，由博返约而编成《本草备要》一书。因其书"多有补《纲目》《经疏》之所未备者"（《凡例》），取"备则已备，要则又要"（《本草备要·原自叙》）之义，将其命名为《本草备要》。"是书之作，不专为医林而设"（《凡例》）；"要令不知医之人读之了然，庶裨实用"（《增补本草备要叙》）；"篇章虽约，词旨详明，携带不难，简阅甚便，倘能人置一本，附之箧笥，以备缓急，亦卫生之一助。"（《凡例》）汪昂撰著此书，既不是为存名后世，亦不是为抬高身价，其著本书之目的主要在于普及中医药知识，让普通人民大众都能够广泛地了解医药知识，能够很便捷地使用这些知识去防病治病。

汪昂以其深厚的中国传统文化功底，潜心于中医药事业，博采广搜，汇粹百家，比较筛选，附加评释，编撰了诸多医药书籍，毕生致力于医药学知识的普及与推广，为中医学术的继承和发展作出了杰出的贡献。

汪　昂

著作简介

汪昂一生勤于笔耕，著述颇丰，其成就与贡献主要体现在中医药书籍的编撰上。《黄帝内经》奠定了中医学的理论基础，汪昂撰著的《素问灵枢类纂约注》是优秀的《内经》入门读本。汪昂阐释方药，论说医理，翘然居群医之首，尤长于本草与方剂，《本草备要》是清代流传最广的普及性本草学著作，《医方集解》是清代方剂学方面影响最大的著作。《汤头歌诀》众口成诵，广泛流传。以上四书是汪昂著作中影响最大的几部医籍，被后世称之为"汪氏四书"。直到今天，这四部书仍然是研习中医学的重要入门书籍。

历来对汪昂著述的记载尚不完全一致。在所有记载汪昂书目的文献中，较为确切的有两处：即《素问灵枢类纂约注序》和清康熙三十二年编撰的《休宁县志》。《素问灵枢类纂约注序》，是汪昂令其堂弟汪桓所写。汪桓，字菁华，是清康熙戊辰年（1688）进士，其言汪昂医书有三函，第一函为《素灵类纂》、第二函为《医方集解》、第三函为《本草备要》。汪桓和汪昂为同时代人，且与汪昂是堂兄弟关系，其作序时汪昂尚健在，故所记汪昂书目是可靠的。

康熙三十二年（1693）编撰的《休宁县志》，是最早记载汪昂的史料，当时汪昂尚健在于世。该县志载"《医方集解》《本草备要》《灵素类纂》俱讱庵汪昂著"。其后，嘉庆、道光年间的《休宁县志》均有同样记载。由于早期刊行汪昂医书时，《经络歌诀》《汤头歌诀》每附于《本草备要》之后，而《勿药元诠》附于《医方集解》之后，故前人及休宁地方志书所载汪昂三书实际上涵盖了目前公认的六种著作，即《素问灵枢类纂约注》《本草备要》《医方集解》《勿药元诠》《汤头歌诀》《经络歌诀》。

另外，署汪昂之名者，还有《本草易读》《汤头钱数抉微》《新增汤头歌括》《续增日用菜物》《经络图说》《方症联珠》《经络穴道歌》《脉草经络五种汇编》《痘科宝镜全书》等。这些书籍有些是后世医家在汪昂著作基础上增辑而成，如《汤头钱数抉微》《新增汤头歌括》等；有些可能是托汪昂之名者，如《本草易读》等；有些可能是汪昂所著，然惜未见传世者。

一、《素问灵枢类纂约注》

《素问灵枢类纂约注》，为汪昂分类简注《内经》专著。该书分为上、中、下三卷，列藏象、经络、病机、脉要、诊候、运气、审治、生死、杂论九大类。经删繁辨误，使历代注《内经》的内容更为语简义明，故名"类纂约注"。其所辑原文以《素问》为主，《灵枢》为辅。因汪昂有感于《内经》篇卷帙浩繁，"全书浩衍，又随问条答，不便观览"，又因其未看到《类经》及《内经知要》等书籍，误认为"两经从未有合编者"（《素问灵枢类纂约注·叙言》)，乃参酌王冰、马莳、吴崑、张隐庵诸注，对《黄帝内经》进行合编、分类、注释，故成此书。

《素问灵枢类纂约注》成书于清康熙二十八年（1689）。汪昂编撰此书，历 30 年始成。初刊后流传甚广，历代均有翻刻，早期刻本有康熙二十八年（1689）宝仁堂刊本、康熙二十九年（1690）还读斋刊本。《中国中医古籍总目》载其木刻、石印、影印、铅印版本达 49 种，为现存类编、摘译《内经》书籍单行本版数之最。

汪昂积 30 年之心力撰成《素问灵枢类纂约注》，选录内容精要，类列条理清晰，注释言简意赅，立论比较公允，见解独特，易于学用，是较好的《内经》简易读本。汪昂的类列编排之法，具有中医学以脏腑经络为中心的辨证施治规律，对《黄帝内经》的普及作出了贡献。本书所选内容，多系《内经》中理论价值和实用价值较大者，经过汪昂分类编次后，则系统性更强。

二、《本草备要》

《本草备要》是汪昂对本草学进行深入研究后撰集的普及性中药学专著。《本草备要》，共 8 卷，初刊于清康熙二十二年（1683）。康熙三十三年（1694）因原刻字迹漫灭，汪昂又扩充药味，延禧堂以《增订本草备要》刊行。增订时因作者已达八十高龄，具体事务由其家属亲友承担，各卷首页列有修订人员名单。

《本草备要》篇首之药性总义为概论性质，对中药基本理论，如四气五味、升降浮沉、药物归经、七情畏恶、药材命名、药物炮制、真伪鉴别等，做了既全面又简要的介绍。正文则按草、木、果、谷菜、金石水土、禽兽、鳞介鱼虫、人等药材来源的自然属性，分为 8 卷 8 部。全书原有药物 402 种，增订后共载临床常用药物 479 味，计草部 192 味，木部 83 味，果部 31 味，谷菜部 40 味，金石水土部 58 味，禽兽部 25 味，鳞介鱼虫部 41 味，人部 9 味。

每味药的行文格式，分正文（大字）和注文（小字），双行注文夹在正文之中。正文是主要内容，一般按药名、功效、性味、归经、主治、配伍、适应证、禁忌证、产地、形态、优劣鉴别、释名、七情畏恶等依次介绍，间附古方及用药经验。其中功用主治、性味归经及品质形态、加工炮制等为必备内容，又以药物功效为重点，文字简明扼要。注文引申解释正文，比较详细，多联系实际，药证并解，药性病情互相阐发，尤善于将前人的论述结合己见加以阐发，以帮助读者理解正文；其引文多出自《本草纲目》《本草经疏》的内容及金元各家之精义，且多注明出处，作者的见解则以"昂按"示之。

在中医本草学历代研究者的大量论著中,《本草备要》不论从系统性、完整性、实用性,还是科学性上,都达到了较高的水平。该书文词简洁,实用全面,流传极广,是一部较好的中药学入门读物。

《本草备要》初刊于清康熙二十二年(1683),载药 402 味。据《增补本草备要序》记载,在该书刊行多年之后,又于清康熙三十三年(1694),因"今本草原刻字已漫灭",故"特再加厘订,用酬世好""增备而可用者约六十品",重新订正刊刻出版《增补本草备要》。全书共分为 8 卷,前有药性总义 1 篇。共收常用药物 479 种,按其自然属性分为草、木、果、谷菜、金石水土、禽兽、鳞介虫鱼、人 8 部。

三、《医方集解》

《医方集解》是汪昂所撰的方剂学专著。汪昂有感于众多方书泛览为难,特从浩瀚的古方书中精选出最有价值、临床常用且各科各门都有代表性的方剂,辑为《医方集解》。初刊于清康熙二十一年(1682),早期刊本有康熙二十一年(1682)三槐堂刊本、康熙二十二年(1683)宏道堂刊本等。

《医方集解》全书 6 卷,分 22 门,计收正方 384 首,附方 509 首。该书创立了以方剂功效为主,兼及治法、病因、专科病证的综合分类法。汪昂论方,层次分明,方分 22 门,每门之下首冠概说,概述本类方剂的基本属性、功效、主治病证及病机大略。概说之下分列本门各方,其方名之下列出功用与出处,先分析该方的主治病证及其临床表现、病机,次述药味组成、剂量、炮制、用法,再述药性归经及方义分析,最后详论加减化裁附方等。在方论阐释方面,他博采众长,广泛引录历代著名医家的论述,以详析方理、阐明方义，故名"集解"。

中医学绵亘数千年，流派纷呈、医家林立，学术上不断争鸣，促进了学术的发展，同时也在治疗用药方面形成了各自的特色。如丹波元坚《药治通义·用药勿偏执》所说："按天下之事，莫不患偏，而医为甚焉……奈何古今医家，往往坚持一说，胶柱不移……盖医学之弊，莫甚于偏执。"欲补偏救弊，则当熔各家观点于一炉，以取长补短。《医方集解》顾名思义，就是取各家之长，阐明方义之意。汪昂认为，方之有解虽始于金代成无己，迄明代又有吴崑《医方考》，但成无己仅诠释伤寒类方，失之局限；吴崑则"但一家之言，其于致远钩深，或未尽彻"。因而"博采广搜、网罗群书"，所载方剂皆精选自《伤寒论》《金匮要略》《肘后方》《千金方》《外台秘要》《三因方》《本事方》《济生方》《局方》《脾胃论》《丹溪心法》《证治准绳》《伤寒六书》等，包括上迄东汉、下迄明代的实用方剂。正如《中国医籍提要》所评："汇数十家之精髓，上自《内经》《伤寒论》之旨，下逮金元四大家等诸贤之论，并参与自己的见解，博观约取、裁议精当，是一部较好的方书。"足见作者对古今方剂研究的功底之深。

时至今日，《医方集解》仍不失为习医者学习方剂的较好参考读本，对方剂学教育和普及的贡献甚大。

四、《汤头歌诀》

《汤头歌诀》首刊于清康熙三十三年（1694），附于《本草备要》之后。其将临床常用的203首正方，按诗韵编成七言韵语歌诀，而随证化裁附方122首，便用杂方4首，收方共达329首。

汤头即方剂，是治疗疾病的药方。因中医治病的药方以汤剂居多，因此方剂也被称作汤头。汪昂在编撰了《本草备要》《医方集解》之后，仍觉内容繁多，行旅携带、阅读记忆不便，临床难以掌握施用，故又仿前人编写歌诀的体例，编写了《汤头歌诀》一书。该书选录中医临床最常用的方剂203首，分为补益、发表、攻里、涌吐等20门，以七言歌诀的形式加以归纳和概括。并于每方歌后附有简要注释，便于初学者习诵记忆，《汤头歌诀》是一部流传极广的方剂学普及读本。

《汤头歌诀》文简意赅，提纲挈领，执简驭繁，紧扣中医用方之理法方药原理，包含了全方辨证加减之法度，易知易用。如小青龙汤歌曰："小小青龙治水气，喘咳呕哕渴利慰，姜桂麻黄芍药甘，细辛半夏兼五味。"不仅文精义博，切于实用，而且读之朗朗上口，便于记忆和掌握，深受初学者欢迎。

五、《经络歌诀》

《经络歌诀》包括十二经脉歌诀和奇经八脉歌诀两部分。十二经脉歌诀是汪昂根据《灵枢·经脉》十二经脉循行与主病内容，参照李东垣《医宗起儒》中的经络七言歌诀增补润色而编成；奇经八脉歌诀则是汪昂自编。歌诀中还辅以简要的注释及经络图说。《经络歌诀》初刊于清康熙三十三年（1694），附于《本草备要》之后。由于经络歌诀易诵、易记且实用，已成为医家的必读之书。

《经络歌诀·原叙》曰："古云：不熟十二经络，开口动手便错。如审病在某经，必用某经之药以治之。庶乎药病相当，成功可必。而不然者，病源莫辨。部分差讹，舍此有辜，伐被无过，其序贻致邪失正之祸者，几希矣。《灵枢·经脉》一篇，为证治之纲领，奈其文句参差繁复，讽诵不易，记忆尤难，读者苦之。偶阅东垣《医宗起儒》书中有经络歌诀12首，假为七言，以便诵习，良为尽善。第其中词句音韵，未尽谐畅，不揣愚瞽，憪为增润，复加奇经歌诀四首，补所未备。其经脉所行，病症所发，下为详注，使考者无烦钩索，读者不复聱牙，昔日蚕丛，今成坦道，适口爽心，讵不快软？此医家必读之书，特为梓之，以公同好。"

六、《勿药元诠》

《勿药元诠》系汪昂介绍养生、气功防病的专书。《勿药元诠》初刊于康熙二十一年（1682），附于《医方集解》之后。此书先引《素问·上古天真论》养生大法作为全书的宗旨，其次辑录庄子、智颛、苏轼、王龙溪等前贤气功调息之论，并且结合道家练功养生理论和方法予以阐发，详述内气贯通任督二脉之小周天练功方法。列述呵、呼、呬、嘘、吹、嘻道经六字诀的具体运用，以及一秤金诀练功法、擦兜外肾固精练功法等。书中还介绍情志、起居、气候、饮食诸方面的养生禁忌。方法简便易行，文字浅显易懂，便于读者施用。汪昂重视治病求本，强调"不治已病治未病"，注重强身健体。故将《勿药元诠》置于《医方集解》之末，"使知谨疾摄生之要"也。

七、其他著作

据《徽州卫生志·书目》载，汪昂撰写的著作，尚有《本草易读》8卷、《汤头钱数抉微》4卷、《经络图说》1卷、《续增日用菜物》《痘科金镜全书》等流行于世。这些书籍是否为汪昂所作，尚无定论。据考多属在汪昂著作基础上补充、增订而成，对临床实践也有一定指导价值。

（一）《本草易读》

据严世芸主编《中国医籍通考》第一卷载，有汪昂《本草易读》，8卷，本草著作。旧题清·汪昂编撰，徐灵胎、叶桂藏本，吴谦审定。疑系托名著作。书前有序，不署姓氏年月，序中评述历代本草。卷一～二列证107部，分别注出应用药物，卷三～八载药462味，简述性味功治、产地形状等，今有1926年上海大成书局石印本。

现有吕广振、陶振岗、王海亭、唐永忠等点校本《本草易读》，人民卫生出版社1987年12月出版。该书系按民国十五年（1926）上海大成书局石印本为蓝本。原书封内标明"休宁汪讱庵先生秘本，徐灵胎、叶桂二先生藏本，清御医吴谦先生审定"。休宁民间亦有叶桂向汪讱庵学医的传说，但无确凿史料可凭。该书既为汪昂所著，如何落于徐灵胎、叶桂之手？又何以为清御医吴谦审定？而民国十五年才刊行，其间200年秘于何人之手？均待考证。且书中原序未署何时何人所作，而"凡例"中却提到"我朝徐洄溪……"一段文字，按徐氏出生时汪讱庵已经七十九岁，可见此"例"决非汪氏所写。鉴于上述各点，尚难以断定该书是否为汪氏所著。

本书作者虽难确定，但就内容而论具有一定的实用价值。书中语言比较流畅，有词赋韵味，的确易诵易读。所选药物多为常用之品；所附验方、诸方，大都平淡而有效验，堪为初学者一部较好的中药学入门书。全书共8卷，前2卷分107部，每部之下，列述诸证，症下标其所宜方药。卷三至卷八述诸药，共载有462种常用药物。每味药下列其性味、功效、主治、形态、产地，附其所治病症、所用各方。前后相参，可按症查方、按方寻药，临病无畏难之虑，颇具临床手册之作用。书中还记述了药物的形态、土产、炮制、鉴别等方面的内容，必要时可依法自采、自制、自用，对农村医生尤为适宜。

（二）《汤头钱数抉微》

医方著作，又名《章氏重订补注汤头歌括》，4卷。由清末浙江绍兴章纳川编集，初刊于1913年。原书书口印文分为4卷，而目录却分为6卷：

卷一汤头钱数，载章氏所撰有关药物分量及其他医论文章 21 篇；卷二为汪昂的《汤头歌诀》原文，及章氏补注；卷三为章氏所编《新加温病汤头歌诀》；卷四为李东垣《药性赋》等；卷五论产科，录胎前药忌、热入血室歌诀等；卷六为汪昂的《经络歌诀》及章氏疑难杂症医案。现有抄本及上海会文堂书局石印本。1991 年，经王毓校注，山西科学技术出版社出版。

据《章氏重订补注汤头歌括序》载，章纳川族侄章谔公言："先生精于医而拙于词，清季以知县听鼓京畿，见仕途之猥琐，退归申江，以医自给。"章氏在《重订补注汤头歌括自叙》中云："古人制方有法，择药精能，钱数配合得宜，毫无遗蕴，虽后贤辈出，而不敢改动也。汪切庵作《汤头歌括》，遵古倡今，法密周详，未始非医中之一助。然其歌括中未载钱数，读者不能记忆，且浅学者流，一见歌括简易，反多不究病情方法，药性钱数，一切模糊，及至临症用方，将扳法钱数乱填汤中，岂非改动经方之分两，服之者何能取效，反为古方不能治今病，任意加减，乃将古贤精心擘划之药减，话病开方之药加，常病侥幸而愈，深信古方不能治今病，从此竟无疑议，由师及徒，加减沿为妙法，由是加减之法行，而医道之术衰也。余不得已，乃于歌括中插入钱数，以期临时用汤，不致彷徨失措，并不揣鄙陋，于不可言传之汤义，间加注释，开后学之津梁。然则不深究药性，熟察病源，欲知古汤之妙者，未之有也。"读此序文，即可明了章氏编集《汤头钱数抉微》之目的。

汪昂

学术思想

一、学术渊源

汪昂是我国明末清初的著名医药学家和出版家，新安医学代表医家之一。其早年业儒，攻读经史，长于文学，诗文有《讱庵集》行世，为明末诸生（秀才）。清顺治初年，明亡入清，乃弃举子业而潜心于中医药学研究，尤其致力于中医药入门书籍的编撰出版。博览群书，撰著了大量中医学普及书籍，成为清代初年"新安医学启蒙派"的代表者。

明清更迭之际，遗民大多心怀前朝，不闻时政成为当时百姓自我麻木与逃避现实的主流态度，汪昂选择了迂回的抵抗策略，于苏州设立"还读斋"坊刻书铺，从事经国济民类书籍的出版，最终走上了攻研医药、著书立说，专心于普及中医教育的道路。

他认为古代圣人发明医术之目的，是用"以斡旋气运，调剂群众，使物不疵疠，民不夭札，举世之所持赖，日用之所必需，其功用直与礼、乐、刑、政相为表里""实有裨生成之大德"（《素问灵枢类纂约注·叙言》）。常曰："帖括浮名，雕虫小技，纵邀虚誉，无裨实功，唯医一道，福庇最长。于是博采群书，遝稽经册，集前人之长，成一家之说。"（《本草备要·叙》）他借助儒学功底，勤苦自励、泛览博取，上自《黄帝内经》等医学经典，下迄后世诸家，努力探索医学门径，探研学术义理，汲取精粹内涵，而于历代医方、本草致意尤深。虽缺乏师传指导，但由于传统文化底蕴深厚，天资聪敏，数年间便声名藉藉，远近闻名。

汪昂虽无家学师承，但身为儒生的文化底蕴令其探究医理的道路越走越宽，且时有所得，并最终成为一代中医药学家，其理论多源自中医经典名著。

（一）《黄帝内经》研究

《黄帝内经》是中医学现存最早的一部经典巨著，奠定了中医学的理论基础，是中医学理论与临床防病、治病的学术源头。其中，包括《素问》《灵枢》两部书，每部书各有 9 卷 81 篇，共计 18 卷 162 篇。对《内经》的研究，是历代中医学家关注的重点。

纵观历代医家对《内经》的阐注研究，最早要推晋·皇甫谧（215—282）《黄帝针灸甲乙经》。于魏甘露四年（259）将《素问》《针经》（即灵枢）与《明堂孔穴针灸治要》三书中有关针灸学内容，分类合编而成《黄帝针灸甲乙经》。其后，有梁·全元起撰《素问训解》8 卷、68 篇，是《内经》的最早注本，惜宋代以后亡佚。隋·杨上善（约 575—670）撰注《黄帝内经太素》，将《内经》分为 19 类，每类又分若干篇目而加以注释。《黄帝内经太素》是我国现存最早的一部全文类编注释《内经》的著作。

唐·王冰（710—804），号启玄子，曾任唐代太仆令。他面对当时残缺不全的 8 卷《素问》世本，对照家藏的"张公秘本"，潜心研究达 12 年之久，经过分门别类、迁移补缺、阐明奥义、删繁存要，以及前后调整篇卷等整理研究工作，于宝应元年（762）著成《补注黄帝内经素问》（又名《重广补注黄帝内经素问》《次注黄帝内经素问》，简称《黄帝内经素问》），使《素问》恢复到 81 篇旧数，重以 24 卷本行世。

北宋·林亿、高保衡、孙奇等新校正《黄帝内经素问》，不仅勘正了《素问》及王冰注文的谬误，增补王注未尽之义，广泛引证秦越人、全元起、杨上善之说，而且结合己见，对经义多有发挥，而且保存了《素问》旧卷及全元起注本的概貌。

元·滑寿（1304—1386），研读《素问》《难经》，颇多心得，遂著成《读素问钞》和《难经本义》二书。

明·汪机（1463—1539），新安医学代表性医家之一，他在滑寿《读素问钞》的基础上，撰成《续素问钞》一书。

明·马莳通注《黄帝内经》，撰成《黄帝内经素问注证发微》，书刊于明神宗万历十四年（1586），收《素问》81篇，合为9卷，于原文词义、医理逐篇逐段加以注解，在阐发经文精微、补王冰注释脱漏诸方面贡献颇大。《黄帝内经灵枢注证发微》9卷，补遗1卷，颇有独到见解。清雍正《浙江通志》称之为"医学津梁"。由于他擅长针灸，因而对《灵枢经》的注释水平远较《素问》注释较高，成为历史上第一部《灵枢》的全注本。

明·吴崑（1552—1620），新安医学另一位代表性医家，他在王冰所注《黄帝内经素问》的基础上，加以注释而撰成《素问吴注》（1594）。吴琨是一位医技精湛、经验丰富的临床医家，故注释经文、阐发医理，能密切联系临床实际而不尚空谈，在某些问题上有独到见解，能发前人所未发。然其擅改经文，是其不足之处。

明·张介宾（1563—1640）对《素问》《灵枢》有深入精研，经30载将《内经》加以分门别类，详加阐释，而著成《类经》32卷。

清·张志聪（1616—1674）率其门人集体注释《内经》，著成《黄帝内经素问集注》《黄帝内经灵枢经集注》。

汪昂生活于明末清初的社会动荡时期，明亡之后，即弃举子业，而由儒转医，专心精研岐黄之术数十载。他认为"医学之有《素问》《灵枢》，犹吾儒之有六经《语》《孟》也。病机之变，万有不齐，悉范围之，不外是焉。古之宗工，与今之能手，师承其说，以之济世寿民，其功不可究殚"（《灵枢素问类纂约注·叙言》）。他有感于《内经》卷帙浩繁，内容凌乱，"又随问条答，不便观览，虽岐黄专家，尚望洋意沮"（《素问灵枢类纂约注·叙言》），"《素问》《灵枢》各八十一篇，其中病证、脉候、脏腑、经络、针灸、方药，错见杂出，读之茫无津涯，难以得其窾会"（《素问灵枢类纂约注·凡例》）。又限于当时的历史条件，汪昂见到最早的注本是唐·王冰《补注黄帝内经素问》，故谓"《素问》在唐有王启玄之注，为注释之开山"（《素问灵枢类纂约注·凡例》）。此外，尚有元·滑寿《素问钞》，明·马莳《黄帝内经素问注证发微》《黄帝内经灵枢注证发微》，明·吴崑《素问吴注》以及清张志聪《素问集注》等为数不多的注本，没有看到张介宾的《类经》等书，而误认为"两经从未有合编者"。于是以"比类而分次之"的原则，参酌王冰、滑寿、马莳、吴琨、张志聪等注，"博采群书，遐稽经册，集前人之长，成一家之说"（《素问灵枢类纂约注·叙》），将《素问》和《灵枢》两书的内容珠联璧合，再条析缕辨并加以融会，撰著成《素问灵枢类纂约注》。

《素灵类纂约注》是汪昂的代表作之一，是其大半生整理研究《内经》心血的结晶。汪昂自45岁撰述该书，历30年，至其75岁（清·康熙二十八年，1689）书方告竣。全书分上、中、下3卷，共计9篇。

（二）方药传承研究

在中药方剂方面，汪昂多以药物功效主治为主要研究方向，以注释、阐述、论证为主要研究方法。其主要成果，多体现在《本草备要》和《医方集解》两本书中。

1. 前代不足之处

（1）方书繁多，不便观览

中医方剂学的发展史，也是中医临床医学的发展史。成书于春秋战国时期的《黄帝内经》虽然仅载方13首，但在方剂剂型上已有汤、丸、散、酒、膏之分；并以病情轻重、病位上下、病势缓急、药味奇偶作为制方依据，提出了君、臣、佐、使的组方原则，为方剂学的发展奠定了理论基础。东汉末年，张仲景著成《伤寒杂病论》，奠定了中医临床治疗学的基础。《伤寒论》和《金匮要略》共载方374首，其方剂配伍严谨、用药精当、疗效卓著，而被后世誉为"方书之祖""经方"。自张仲景之后的漫长岁月，随着对疾病认识的不断深入，临床实践经验的不断积累总结，新方创制日益增多，方剂数量及方剂著作快速增加。至唐代孙思邈，撰《千金要方》，载方 5300 余首；撰《千金翼方》，载方 2900 余首。宋代《太平圣惠方》收录方剂 16834 首，《圣济总录》载方近 20000 首。再到明代《普济方》已收载方剂 61739 首。在此期间阐发方剂组方原理的专著也不断问世。例如，南宋·成无己所著之《伤寒明理药方论》，虽然只分析了 20 首伤寒方，却开了方论之先河。明·吴崐编著的《医方考》，选择历代较常用方 700 余首，按病证分为中风、伤寒、感冒等 72 门；各方"考其方药，考其见证，考其名义，考其事迹，考其变通，考其得失，考其所以然之故"。面对如此浩繁的方书和难以计数的方剂，对于初学者来说实难入门，对于临床运用者来说实难选择合适的方剂。正如汪昂所言"古今方书，至为繁多"（《医方集解·凡例》）。

（2）分类繁杂，不便掌握

在明末清初之际，不仅方书繁多，而且方书对方剂的分类也十分繁杂，极不便于临床选方施用。有按所治病证归类者，如《伤寒杂病论》《外台秘要》《太平圣惠方》《普济方》等；有按脏腑归类者，如《千金要方》等；有按病因归类者，如《三因极一病证方论》等；有按照组成药味多少归类者，如《黄帝内经》"七方说"，明·施沛（1368—1644）《祖剂》等；有按功用治法归类者，如《景岳全书》等。由于诸方书对方剂的归类原则不一，分类方法繁杂，加之中医学同病异治、异病同治的特点，一方具有多种功效、可以治疗多种疾病，就导致某些方书篇幅过大，且条理不清，而不便于临床施用。如明·吴崐编著的《医方考》，即以病证为纲，列中风、伤寒、感冒、暑、湿、瘟疫、大头瘟、火、斑疹、疟、痢、泄泻、秘结、霍乱、痰、哮喘、咳嗽等 72 门，选方 780 余首，其中重复方剂约 200 多首，实有 564 方。汪昂明确指出其不足："《医方考》因病分门，病分二十门，方凡七百首，然每证不过数方，嫌于方少，一方而二三见，又觉解多。如五积散、逍遥散，皆未入选，不无缺略。"(《医方集解·凡例》)

（3）论理不清，不便使用

汪昂发现，前代诸多方书往往只是强调某方治疗某病，而忽视方药性味、归经等基础理论的阐释，缺乏药物配伍理论的分析，更难以揭示该方何以能够治疗某病之机理。这种方书读之，人们仅知其然而不知其所以然。正如汪昂在《医方集解·凡例》中所说："然于方前第注治某病某病，而未尝发明受病之因，及病在某经某络也；一方之中，第注用某药某药，亦未尝发明药之气味功能入某经某络，所以能治某病之故也。方书徒设，庸医浅术，视之懵如，乃拘执死方以治活病，其不至于误世殃人者几希矣。"

仲景方为万世法。汪昂发现宋代陈无择《三因极一病证方论》"始将仲景之书先释病情，次明药性，使观者知其绪端，渐得解会……不知仲景之书，文浅义深，至为难读，其良法奥旨，虽非陈氏所能彻尽，然不读陈氏之训解，又安能入仲景之门庭乎？自陈氏而后，历年数百，竟未有继踵而释方书者，即如《金匮玉函》，犹然晦昧，又况《千金》《外台》，以及后贤之制剂也哉"。(《增补本草备要叙》)

2.论药释方，方药同阐

《增补本草备要叙》曰："自唐宋而下，名家百氏方书，非不灿陈，而义蕴殊少诠释。如本草第言治某病某病，而不明所以主治之由；医方第云用某药某药，而不明所以当用之理。千书一律，开卷茫如，即间有辨析病源、训解药性者，率说焉而不详，语焉而不畅，医理虽云深造，文字多欠通明，难以豁观者之心目，良用怃然。"

关于药物的"主治之由"，早在《神农本草经》中就有阐释。《神农本草经》药多朴实有验，偶也以其性味功效注释主治，虽十分粗略，但已开性味、功用、主治分析说理之先例。南北朝时陶弘景也意识到，这种本草"药之所主止说病之一名"的注法"未尽其理"，但为时代所限及崇古尊经思想束缚，陶弘景及唐宋诸家都一致采取"附经为说"的方式，不断兼收并蓄、补充说明，滚雪球般重重叠叠，其主治、功效混列难明，使后学无所适从。宋代唐慎微《证类本草》方药兼收，图文并茂，且诸药均附以炮制方法，奠定了大型本草著作编写的格局。金元之后，开始注意从主治中提炼功效，但直到明中期《本草品汇精要》《本草纲目》等，虽分有"治"或"主治"专项，却无"功效"专项，其功效仍混列于主治之中，影响了本草著作的学术性和可读性。

明末本草功效内容激增而有分列记叙者，贾所学之《药品化义》列出"八款"对药物进行阐释，其中"力"款就明显具有分列功效的意图。在此基础上，《本草备要》另为体裁、别开径路，首倡"先言功效、后列主治"的编撰体例。"每药先辨其气味形色，次著其所入经络，乃为发明其功用，而以主治之证，具列于后。其所以主治之理，即在前功用之中"（《凡例》）。以"功用"统摄"主治"，无论是临证用药还是对药物应用机理的阐释，均从中药功效中推出，突出了功效的核心地位。这一著述方式为后世所尊奉效法，自此"本草"体例格调为之一新，从而确立了功效在临床中药学中的核心地位。

至于组方用药之理，《黄帝内经》载方13首，提出了辨证、立法、处方、配伍等原则，《伤寒论》《金匮要略》共载方374首，以病脉证治统括诸方；而"方之有解始于成无己"（《医方集解·自序》），继南宋成无己诠释《伤寒论》方，汪昂辑《医方集解》，进一步从病源、脉候、脏腑、经络、药性、主治等阐述大义，又由于功效的纽带作用，中医学理、法、方、药真正形成统一的整体。《本草备要》《医方集解》两书开创了近现代中药学、方剂学编写体例之先导，也体现了汪昂注药释方"以功效为重心"的学术思想。

汪昂论药释方，均从功效入手。在《本草备要》中，药名之下，首先标示功效，并以功效针对病因病机，"字笺句释"，说明该药何以可用于多种病证之理。在《医方集解》中，更以功效为主分类方剂，并在每方之下，先以小字标注功效或主治，进而在解释所主病证时，"博采硕论名言"，先详致病之由，次解用药之意，使功效与病机相对应，"不厌词繁，颇竭苦心"，从而示人以辨证论治之途径。诚如《医方集解·凡例》所言："辨证论方，使知受病有原因，治疗有规则……临病考之，不致攻补误用。"其以功效为主论药释方的方式，对现代中药学及方剂学对药物方剂的论述产生了极大影响。

《本草备要·凡例》首条云："注本草者，当先注病证。不然，病之未明，药于何有？"汪昂之前的医家在注本草时"罕明斯义""第云某药入某经治某病而已"（《本草备要·凡例》），使读者仅知其然而不知其所以然。汪昂深知中医临床理、法、方、药紧密联系的重要性，故在编撰《本草备要》时，贯彻"释药而兼释病"的原则，使"药性病情，互相阐发，以便资用"（《本草备要·凡例》）。各药条下不仅介绍了药物的性能功效，更引用了大量临床治疗学内容，包括病证的病因病机、诊断鉴别、治则治法、方药、预防等。

汪昂十分推崇陈无择"先释病情，次明药性"的方解方法，故采取"先详受病之由，次解用药之意"（《医方集解·凡例》）的诠释方法作《医方集解》。诠病注药释方、病治药方合参，紧密结合临床，突出实用。

正是由于以功效为纽带，汪昂才将方药的性能功效与临床应用有机地统一在一起，使理、法、方、药成为统一的整体。并以这种方式，由博返约、提纲挈领，将浩如烟海的本草方书，取精荟萃，务切实用，编撰成《本草备要》。虽属药物学专著，却又"病源脉候，脏腑经络，药性治法，罔不毕备，诚医学之全书，岐黄之捷径也"（《医方集解·凡例》）。

3. 中药与方剂归经

中药归经学说，是中医药理论体系的重要组成部分和中药药性理论的核心内容之一，是阐明中药的作用靶点与指导中医遣方用药的理论根据。汪昂在《本草备要》《医方集解》中，广泛使用归经理论说明药物的作用脏腑、功效主治，阐述方剂的主治范围等。

（1）《本草备要》与药物归经说

中药归经理论，是历代医家以脏腑经络理论、药物五味理论为指导，以临床所治病证的疗效为依据，经过反复临床实践总结出来的、阐述中药作用机理的定位、定向理论。中药归经学说的形成起端，可追溯到秦汉时期的《内经》《神农本草经》等早期中医典籍。如《素问·宣明五气篇》云："五味所入，酸入肝，辛入肺，苦入心，咸入肾，甘入脾，是谓五入。"《素问·至真要大论》又云："五味入胃，各归所喜，故酸先入肝，苦先入心，甘先入脾，辛先入肺，咸先入肾。"这些五味作用定位的论点，可谓是开归经学说的先河。五味各归其所喜脏腑的内容，明确地指出了药物与相应的脏腑具有专一选择作用，即某种药味主要入某一脏腑。虽然不是用来解释具体药物，但无疑对药物归经理论体系的形成，起到了重要的启示作用。

汉·张仲景在《伤寒杂病论》中，首创以六经论伤寒，从脏腑论杂病的两大辨证体系。选方遣药各有所司，已经开始重视疾病的病变部位，其采用的六经辨证和脏腑辨证，为后世创立归经学说奠定了基础。

唐宋时期归经学说已初步形成。当时医药学家已经注意到药物治疗疾病总有一定范围，它只能对某一脏腑病证产生治疗作用，于是将药物的定位作用独立加以论述。如唐·孙思邈《备急千金要方》以脏腑寒热虚实概括诸般杂症为立方遣药的总则。宋代《太平圣惠方》也载有诸脏用药；在

寇宗奭的《本草衍义》中，归经学说已出现雏形，如麻黄入表、地榆入下焦、木瓜入肝、戎盐入肾等。

中药归经学说成熟于金元时代。该时期的大量著作中，记载了药物归经的内容，其中贡献最大的是易水学派创始人张元素（1151—1234）。他非常重视十二经辨证，主张分经用药。他在《珍珠囊》中，对脏腑辨证和药物配方进行了深入的研究，又不断在丰富的临床经验基础上加以总结和创新，倡导"药物归经"和"引经之说"，从而正式提出了"归经"概念，使中药归经学说首次系统化、具体化。《珍珠囊》按十二经归类药性，把归经作为说明药物功用的重要内容之一。如川芎"少阳本经药，入手足厥阴气分"，熟地黄"入手足少阴厥阴之经"，柴胡"少阳经药"等。他认为取各药性之所长，使之各归其经，则力专用宏，疗效更著。经过后世中医药家的不断充实、完善，遂发展成为中药归经理论。

《本草备要》完全继承并发展了中药归经理论，如"凡例"谓："每药先辨其气味形色，次著其所入经络，乃为发明其功用，而以主治之证，具列于后。"具体诸药，悉遵此例。例如卷一草部中，牛膝"苦、酸而平，足厥阴、少阴经药。能引诸药下行"，天门冬"甘、苦、大寒。入手太阴气分，清金降火，益水之上源；肺为肾母，下通足少阴肾"，独活"辛苦微温，气缓善搜，入足少阴气分以理伏风。治本经伤风头痛，头晕目眩"，羌活"辛苦性温，气雄而散，味薄上升，入足太阳以理游风，兼入足少阴、厥阴、肝气分。泻肝气，搜肝风，小无不入，大无不通。治风湿相搏，本经头痛。"藁本"辛温雄壮，为太阳经风药，寒郁本经，头痛连脑者必用之。脊强而厥，督脉并太阳经贯脊，又能下行祛湿"。升麻"甘辛微苦，足阳明、太阴引经药，亦入手阳明、太阴。表散风邪"。

药物归经学说的实质，是明确药物与经络脏腑的联系，说明药物治病的适应范围，从而提高临床用药的针对性。然而，归经的理论，是在长期临床用药经验的基础上逐渐总结出来的。以药物的功效、所主治的病证为依据，能够治疗某一经络、脏腑病变，就将其归于某一经。如杏仁、桔梗能宣肺止咳嗽，就归入手太阴肺经；生姜、半夏能降逆止呕，就归入足阳明胃经等。许多药物的功效是多个方面的，因此，一药归数经的情况也就十分常见。例如，大黄具有"大泻血分湿热，下有形积滞"之功效；"大苦大寒，入足太阴、手足阳明、厥阴血分……用以荡涤肠胃，下燥结而除瘀热"（《本草备要·卷二·草部》）。

临床医家根据某药归某经的提示，在处方用药时，选择专入某一经的药物作为引经药，可以引导所有药力直达发病之处，以提高疗效。如柴胡可引入少阳经，葛根可引入阳明经等。

（2）《医方集解》与方剂归经说

汪昂在继承前人药物归经学说的基础上，在《医方集解》中进一步运用并发展了方剂归经说。在《医方集解·凡例》中，特地标出"十二经络"的内容以备读者查考，对每个主方的诠释，亦标出"此××经药也"。作为一种编写体例，使方剂归经说贯穿于全书之中。

考诸医史，方剂归经说并非汪昂首创。在汪昂之前，徐彦纯、刘纯《玉机微义》等书，就已有方剂归经的记载。《医方集解》不仅大量引用《玉机微义》的内容，而且经过汪昂的进一步充实，完善了这一理论。加之《医方集解》比《玉机微义》等书流传更为广泛，所以汪昂对发展、弘扬方剂归经学说有较大的贡献。

《医方集解》所选主方，均标明归属经络，有归一经者，有归多经者，甚至有归十余经者。方剂归经从药物归经学说演变发展而来，以此归纳、总结方剂功效，阐明方剂的作用趋向，对指导临床用方有着重要的意义。

《医方集解》的方剂归经学说，是从药物归经学说演变发展而来的。同样是以脏腑、经络学说为依据，将某一方剂能治某一脏腑的病证，就归入某一个经。例如，麻黄汤、桂枝汤、大青龙汤、小青龙汤皆能发汗解表，主治太阳病表证，就确定它们是"足太阳药也"；四逆汤、真武汤具有温阳散寒功效，能治少阴阳虚寒盛证，就确定它们是"足少阴药也"；当归四逆汤主治厥阴寒厥证，就确定它是"足厥阴药"等。方剂归经学说，细究其实，当源于张仲景《伤寒论》的六经辨证。例如，麻黄汤、桂枝汤为太阳病证方，小柴胡汤为少阳病证方，大承气汤为阳明病证方，理中汤为太阴病证方，四逆汤、麻黄细辛附子汤为少阴病证方，当归四逆汤为厥阴病证方。可见汪昂完全继承了《伤寒论》的传统。

概括《医方集解》的方剂归经学说，按照十二经举方为例，归纳如下：

①手太阴肺经方，如定喘汤、二母丸、补肺阿胶散等。

②手少阴心经方，如白金丸、天王补心丹、养心汤等。

③手厥阴心包经、手太阳小肠经、手少阳三焦经，此三经中缺少单独归入一经的方例，但在归入二经以上的方例中有兼见者。

④手阳明大肠经方，如麻仁苏子粥、赤石脂禹余粮汤、蜜煎导、猪胆汁导等。

⑤足太阴脾经方，如理中丸、实脾饮等。

⑥足少阴肾经方，如麻黄细辛附子汤、四逆汤、四神丸、滋肾丸、大补阴丸、虎潜丸等。

⑦足厥阴肝经方，如左金丸、橘核丸、复元活血汤等。

⑧足太阳膀胱经方，如五苓散、麻黄汤、桂枝汤、大小青龙汤、葱豉汤、大陷胸汤、十枣汤等。

⑨足少阳胆经方，如小柴胡汤、小陷胸汤等。

⑩足阳明胃经方，如升麻葛根汤、橘皮竹茹汤、大承气汤等。

一个方剂同时归入二经者，有阳经阴经合并的，也有手经与足经合并归入的。例如，地黄丸能补肝肾之阴，为"足少阴、厥阴药也"；导赤散能泻心火而利水，为"手少阴、太阳药也"；龙胆泻肝汤能泻肝胆之火，故为"足厥阴、少阳药也"；大柴胡汤解表攻里，治伤寒发热，汗出不解，阳邪入里，热结在里，故为"足少阳、阳明药也"；独活寄生汤补益肝肾，祛风湿，治疗肝肾虚热，风湿内攻，腰膝作痛，冷痹无力，屈伸不便，故为"足少阴、厥阴药也"。他如黄芩汤、芍药甘草汤、葛根黄芩黄连汤、温胆汤、逍遥散等方。

有一方同时归入三经的。例如，四君子汤补肺气、健脾胃，为"手足太阴、足阳明药也"；当归龙荟丸泻肝、胆、三焦之火，为"足厥阴、手足少阳药也"；川芎茶调散善于祛风止头痛，故为"足三阳药也"；三痹汤善治下半身风湿痹痛，为"足三阴药也"；吴茱萸汤主治阳明病食谷欲呕，少阴吐利、厥阴头痛，故为"足厥阴、少阴、阳明药也"。他如四物汤、地黄饮子等。

有一方同时归入四经的。例如，益气聪明汤为"足太阴、阳明、少阴、厥阴药也"；紫雪丹为"手足少阴、足厥阴、阳明药也"；普济消毒饮为"手太阴、少阴、足少阳、阳明药也"。

有一方同时归入五经的。例如，地黄饮子为"手足少阴太阴、足厥阴药也"。有同时归入六经的。例如，麻黄白术汤为"足三阴三阳通治之剂"，小续命汤为"六经中风之通剂"，大秦艽汤为"六经中风轻证之通剂"。还有更多的如飞龙夺命丹为"十二经通行之药也"。

此外，还有以三焦归经的。例如，瓜蒌薤白汤为"上焦膻中药也"；凉膈散为"上中二焦泻火药也"。

汪昂《医方集解》用归经学说将所选300余个主方，逐一按其作用与所属脏腑的病证和适应范围的不同，分别归入各个不同的经络脏腑。这种划分方法自成一派，不是草率行事、轻易而定的，是经过一番深思熟虑，运用药物归经学说和脏腑、经络学说，逻辑推断加以概括出来的，对于学者掌握方剂的功效及适应证，指导临床运用，具有一定的帮助作用。

（3）方剂归经与药物归经的区别

方剂归经学说与药物归经学说，在推理方法上是相同的，都是以经络脏腑理论为依据，都能提示药物与方剂作用的范围，掌握该理论，皆有助于临证选药、选方。

两者的不同之处：药物归经学说，是从每一味药物所具的效用着眼的，一味药只有一种作用，就归入一个经；一味药有两种以上的作用，就归入两个以上的经；还有作为引经的意义。

方剂归经学说，是以每个方剂的效用为依据。方剂是由多味药物配伍组成的，这就要看一个方剂所有药物的综合效用如何，还要看每个方剂的适应范围如何，必须进行全面分析。如果一个方剂所用药物的综合效用比较集中，适应范围较小，专治某一脏腑的病证，就归入某一经；如果一个方剂所用药物的综合效用有多个方面，适应范围较广，能治疗多个脏腑的病证，则归入多经。

后世运用方剂归经学说，阐述某些方剂所治病证的机理和概括它的适应范围，是有发展的。例如，龙胆泻肝汤既可以治疗上部肝胆火旺的头痛目赤、口苦、胁痛，又可治疗下焦湿热引起的遗泄、癃淋、囊痈、带下、阴痒诸症，诸凡火毒湿热之邪，发病部位在肝经所过之处，均可用此方取效。

汪昂《医方集解》方剂归经学说，难免有其不足之处。如上列十二经络归属的方剂中，手厥阴心包经、手太阳小肠经、手少阳三焦经均缺少专用方剂，结合临床还可以进一步充实。如三仁汤、达原饮等方，可以归入手少阳三焦经等；鹿角胶可归入督脉，龟板胶可归入任脉；佛手散善于调经止痛，可归入冲任二经；桂枝汤能治产后寒热可归入阳维、阴维二经；桂枝加桂汤、奔豚汤能降冲气上逆，可归入冲脉经；完带汤、愈带丸能治带下，可归入带脉经。这些方剂，经过长期实践已形成共识，可补前人之不足。

药物归经说与方剂归经说，均以经络脏腑理论为依据，因此也可以从药物与方剂两种归经学说中探讨，为研究经络学说提供某些参考资料。

4. 创立"以功效为主的方剂综合分类法"

汪昂《医方集解》以功效分类为主排列诸方，承前贤洪绪而不落窠臼，启后世体例而遗泽无穷，实为现代方剂学编写体例之雏形。诚如汪昂在《增补本草备要叙》中所言："辑为本草备要、医方集解一篇，理法全宗古人，体裁更为创制。"

"古今方书，至为繁琐"（《医方集解·凡例》）。明末清初，随着时代的发展，人们对疾病认识的不断深化，临床经验的不断积累，方剂数量激增，方书卷帙浩繁。为便于学习和运用，对方剂的分类提上了日程。中医方剂的分类方法很多，各具特点。前代主要有"七方"和"十剂"说，按病证分，按脏腑分，按治法分，按功用分，以及功效综合分类法等。最早的方书《五十二病方》、被称为"方书之祖"的《金匮要略》以及唐代《外台秘要》、宋代《太平圣惠方》、明代《普济方》《医方考》等，均是按病证归类方剂的。唐代《备急千金要方》《千金翼方》以及后来的《三因极一病证方论》等，则按脏腑分类法归类方剂。明·张景岳《景岳全书》以"补、和、攻、散、寒、热、固、因"8种治法，类列"新方八阵""古方八阵"，虽有方有论，不乏创见，但归类简约，治法笼统，检用不易。清·程钟龄《医学心悟·医门八法》提出，"治病之方，则又以汗、和、下、清、吐、消、温、补八法尽之"。这些均属按治法分类法归类方剂。《素问·至真要大论》云："君一臣二，制之小也。君一臣三佐五，制之中也。君一臣三佐九，制之大也"；"君一臣二，奇之制也。君二臣四，偶之制也"；"补上治上制以缓，补下治下制以急，急则气味厚，缓则气味薄"；"奇之不愈则偶之，是谓重方"。金·成无己《伤寒明理论·药方论序》据此指出："制方之用，大、小、缓、急、奇、偶、复七方是也。"此即"七方"说。"七方"的实质，是以病情轻重、病位上下、病势缓急，药味奇偶，病邪的微甚，以及病人体质的强弱等作为分类的依据。所谓大方，是指药味多或药量大，以治邪气方盛，需重剂治疗的方剂；小方是指药味少或药量小，以治病邪较轻，需轻剂治疗的方剂；缓方是指药性缓和，气味较薄，用于一般慢性虚弱病证，需长期服用的方剂；急方是指药性峻猛，气味较厚，用于病情危急，需迅速治疗，急于取效的方剂；奇方是指组成药物为单数的方剂；偶方是指组成药物为双数的方剂；复方是指两方或数方合用而治疗复杂疾病的方剂。

北齐·徐之才（492—572）《药对》曾以功用归类药物，谓"药有宣、通、补、泄、轻、重、涩、滑、燥、湿十种"；唐·陈藏器《本草拾遗》亦承其说。宋徽宗赵佶《圣济经》则于每种之后增一"剂"字；成无己《伤寒明理·药方论序》又进一步说："制方之体，宣、通、补、泄、轻、重、涩、滑、燥、湿十剂是也。"至此"十剂"说才正式确立。"十剂"说虽以功用归类方剂，但显简略，还不足以完全概括临床常用方剂，后世医家不断增添，以致有十二剂、十四剂、二十四剂之名。

明代施沛认为"张仲景之书最为群方之祖"，撰《祖剂》，皆以仲景方为主，宋元以后时方多以类附录。清·张璐《张氏医通·卷十六祖方》，也主张"字有字母，方有方祖"，选古方34首为祖，各附衍化方若干首，编为一卷，名曰《祖方》。这是按基础方剂为主要依据的归类法。

综观汪昂以前的方剂分类方法，虽均有一定长处，然皆有不足。或失之过繁，或失之太简，或归类失当等，皆不便于临床学习、掌握与运用。汪昂在研究继承前人方剂分类成功经验的基础上，从便于临床运用角度出发，以方剂的功效为主，结合病证、专科，创立综合分类法。一改前人以病统方的框架，而代之以功效为纲类列方剂的模式，将所录300余首正方与400余首附方，分为补养、发表、涌吐、攻里、表里、和解、理气、理血、祛风、祛寒、清热、利湿、润燥、泻火、除痰、消导、收涩、杀虫、明目、痈疡、经产、救急二十二类。其后吴仪洛（1704—1766）撰《成方切用》，费伯雄（1800—1879）撰《医方论》，张秉成（生卒年不详）撰《成方便读》，都沿袭这种分类法。直至现代中医高等教育方剂学教材的编写，基本沿用汪昂的方剂分类法。

汪昂着眼于临床实用，以方剂的功效为主，又结合治法、病因及专科病证等，创立方剂功效综合分类法，其概念清楚，条理清晰，提纲挈领，切合临床，为后世医家所推崇。该分类法避免了以往方书门类繁多，"每证不过数方""一方而二三见"等种种不足，不仅有助于临床学习、掌握和使用方剂，更体现出中医理法方药的辨证特点，完善了中医方剂学体系。

概括《医方集解》方剂分类方法对后世的影响，有以下几个方面：

该分类体系突出了方剂的主导地位，从而使方剂学摆脱了长期附属于临床治疗学的局限，使方剂学成为一门独立的学科。

该分类法体现了中医理法方药的辨证特点，且在药物配伍及主治症状上既显示了每类方剂的共性，又显示了每张方剂的个性，便于读者查阅参考、掌握运用。

该分类法将功效相近的方剂归为一类，重点诠释正方（祖方），并辅以大量衍化附方，易于揭示方剂的内在变化规律，对于总结和提高方剂学理论有很大的帮助。

该分类法奠定了现代方剂分类的基础，近现代方剂书籍分类多采用此法。如历版普通高等教育中医药类规划教材《方剂学》，都采用了汪昂功效类分法以及正附相类的编排体系，其中将汪昂表里之剂归入解表剂，清暑剂归入清热剂，将明目、疮疡、经产三科方剂分别归入其他门类，另分化

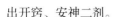

出开窍、安神二剂。

中医方剂著作，自现存最早的方书《五十二病方》始，基本上以病证分类，前后延续近两千年，积习成规，罕能厘正，直至汪昂始，才彻底建立起较为完备的分类体系。中医方剂学术史上的一个重要特点为"从辨病论治到辨证论治，从方病对应到方证对应"。在此过程中，汪昂以功效为主的分类法，一定程度上对前代分类进行了较好总结，起到了承前启后的作用。然而深究其学术思想内核，可以发现汪昂于此倡导的是一种对中医规范化、系统化的理念，后者对中医的发展具有更深远的意义。

《本草备要》与《医方集解》，虽一为本草，一为方书，但均体现了汪昂以功效为重心的学术思想。药物与方剂本无实质区别。方剂是药物认识深入和应用扩展的产物，虽在功效上有多寡专广之异，但仍可分观而合参。故《圣济经》化陈藏器"十种"之说为"十剂"，实出自然。汪昂自称"书分两帙，用实相资"（《增补本草备要叙》）。是否汪昂在编著《本草备要》时，已注意到以功效分类药物更有利于临床应用，从而在《医方集解》中体现这一新的分类方式，现已不可得知。但二书间体例虽别，论述方式的一致性，则是一目了然的。或言汪昂是以中医治法分类方剂的。汪昂方亦自言"而医疗之大法，用之亦已不究矣"。其实功效与治法是对同一事实站在不同角度的表述。治法是用方药达到效果的方式和过程，而功效是用方药治疗所产生的作用和结果。故对病证而言，可称治法；而从方药出发，当称功效。汪昂以功效分类方剂，更能反映其欲明"所以当用之理"的良苦用心。

5. 饮食宜忌方面的相关研究

古人在长期的生活及医疗实践中，总结积累了大量饮食卫生、药食宜忌的经验，并且将其系统地记录下来。例如，东汉张仲景《金匮要略》有"禽兽鱼虫禁忌"及"果实菜谷禁忌"专篇，比较系统地记载了多种食物、药物的使用禁忌和中毒处理。至元代，出现了饮食宜忌的专著。如元·忽思慧所撰《饮膳正要》，是我国现存第一部完整的饮食卫生和食疗专书。全书共3卷：卷一载诸般禁忌（养生避忌、妊娠食忌、乳母食忌、饮酒避忌），聚珍异馔等；卷二载诸般汤煎，食疗诸病及食物相反中毒等；卷三载粮食、蔬菜、各种肉类和水果等（米谷品、兽品、禽品、鱼品、果菜品和料物）。该书记载药膳方和食疗方非常丰富，特别注重阐述各种饮馔的性味与滋补作用及各种饮食禁忌等内容。它从健康人的实际饮食需要出发，以正常人膳食标准立论，制定了一套饮食卫生法则。书中还具体阐发了饮食卫生，营养疗法，乃至食物中毒的防治等。

古人记载的饮食卫生、药食宜忌的内容，大多具有一定的科学依据，值得后世生活、医疗实践遵循。但是也有部分内容仅仅是相承沿袭，缺乏验证及科学依据，则需要后世医家正确对待，通过实践进一步验证。

汪昂对于前人在本草学中提出的某些药食宜忌的内容并非人云亦云、全盘接受，而是结合生活实践予以验证，提出质疑与修正。例如，《本草备要》谷菜部韭条下，针对韭菜"忌蜜牛肉"的传统观点，汪昂特别提出"今人多以韭炒牛肉，其味甚佳，未见作害"（《本草备要·卷四·谷菜部》）。

中医药学的理论均来自临床，以临床应用为指归，否定这一点，便会陷入虚玄。由此可见，汪昂以生活实践为依据，能够大胆地对古人的传统观点提出怀疑，体现其严谨求实的学风。

二、学术特色

（一）《内经》研究特色

汪昂毕生致力于普及中医药知识，撰著了大量的中医学普及书籍，功在启蒙继承，是新安医学"启蒙派"的代表人物。《黄帝内经》是中医学的经典理论著作，汪昂积 30 年之心力，把《黄帝内经》的主要内容撷出类分简注，而编成《素问灵枢类纂约注》（以下简称《素灵类纂》），对《内经》的分类研究和普及教育影响较大。

1.《素灵类纂》的编写体例

（1）以类相从，用便观览

《内经》是一部传载汉代以前人们运用传统的哲学思想、思维方法，以及当时已经掌握的天文、历法、气象、物候、地理，乃至社会学、心理学、甚至数学等知识来探索生命奥秘，揭示生命本质，以生命科学为主体的百科全书。《内经》包括《素问》《灵枢》两部书，其内容繁杂，文辞深奥，非短时能够贯通。

《素灵类纂》凡例曰："《素问》《灵枢》各八十一篇，其中病证、脉候、脏腑、经络、针灸、方药，错见杂出，读之茫无津涯，难以得其窾会"。因此，汪昂"以适用而止"为原则，"去其奥僻，采其菁英，分门别类，既不患于寻求约注明解、又复昭其意义，岐黄一书顿开生面矣"。"以类相从，用便观览"，是《素灵类纂》选取经文、归类编排的基本方法，也是本书的特色之一。汪昂将《素问》《灵枢》中意义相同或相近的经文摘出，按其内容，分为藏象、经络、病机、脉要、诊候、运气、审治、生死、杂论 9 类合编，并"参酌诸注，务令简明，使读者了然心目，聊取反约之意"，故名曰《类纂约注》。

（2）素问为主，灵素互参

虽然《素问》《灵枢》两部书阐述内容的侧重点不同，但某些论点、论据多有互见。汪昂编撰《素灵类纂》，以《素问》为主，《灵枢》为副。如果《素问》与《灵枢》内容相同者，则用《素问》而不用《灵枢》。其"凡例"曰："《素问》治兼诸法，文悉义详，故说理之文多。《灵枢》专重针灸，故说数之文多。本集以《素问》为主，而《灵枢》副之，其《素问》与《灵枢》同者，皆用《素问》而不用《灵枢》。"在具体类编注释经文过程中，多汇通《灵枢》《素问》，以经解经，即选取《灵枢》《素问》两书内容互相发挥、互相印证之。如此，则有助于初学者较快地贯通两书内容，正确领会经文含义。

阐述针灸经络穴位也是《内经》的重要内容，《素灵类纂》对针灸之法录之较少。该书"凡例"说："《灵枢》所言经络穴道，缕析丝分，诚秘笈之灵文，非神圣其孰能知之？""至于针灸之法，与医药不同，本集不暇旁及，故慨删而不录。"我们分析，在明清之际，已独立分化出针灸专科，与医药不同；其次可能也和汪昂本人不擅针灸的临床实践有关。

（3）经文注文，载明出处

在《素灵类纂》中，汪昂在选取《素问》和《灵枢》两书内容时，都在该段经文文首注明《素》或《灵》之书名，经文之后则直接标明篇章名称。对经文的内容"虽有删节，段落仍旧。下注出于某篇，不敢谬为参错"。汪昂撰著《素灵类纂》，广泛吸纳前辈诸家对《内经》的研究精华，初步统计引注约150余处。引文居前4位的注家，分别是王冰（60处）、吴崑（29处）、马莳（28处）、张志聪（14处），其他如林亿、全元起、杨上善等注亦有录。对所引注家之论述，均标明来源，载明出处。在"凡例"中，还对引文较多的几位医家集中予以说明。其云："本集所引王注乃唐太仆启玄子王冰注也。《新校正》，乃宋秘书林亿诸人所雠校之文也。马注，明玄台子马莳注也。吴注，明鹤皋吴崑注也。张注，乃国朝武林隐菴张志聪等所注也。"在《素灵类纂》中，亦不乏汪昂本人的真知灼见或质疑辨误。为了和其他医家的注文有别，均加"按"或"昂按"以示之。

重视前人学术精华的传承，是中国传统文化的特色。《素灵类纂》记载经文和注文的详细出处，不仅体现了汪昂尊重前人，严肃认真、一丝不苟的求实态度，而且也为读者查阅原著，提供了极大的便利。这一点和现代书籍对参考文献的要求基本相同。

（4）重点内容，符号示之

在《素灵类纂》中，汪昂为引起读者对重点内容的关注，对各篇中的精义、要义用"○"示之；病症、脉形则用"△"示之。用特殊符号识书籍的不同内容，可以从视觉效应上给读者某些提示，这种体例和现代书籍的要求如出一辙。

2.《素灵类纂》的主要学术特色

汪昂研究中医经典，博采众家之长，又独出己见而撰著《素灵类纂》，该书也是《内经》分类研究的重要著作。

（1）以儒释医，通俗易懂

儒学是中国传统文化之主脉，中医学术的发展与传承有赖于深厚的文化载体。汪昂少年从儒，为明末诸生，精研经史百家，后弃儒从医，并以其毕生精力从事中医学理论的研究，撰著了大量的中医学普及书籍。汪昂生活在明末清初改朝换代的动乱年代，因不满清王朝的残暴统治，又仕途无望，而弃儒从医。他曾引孔子云："能近取譬，可谓仁之方也已。"认为"诸艺之中，医为尤重，以其为生人之司命，而圣人之所必惧者也"，"医学之有《素问》《灵枢》，犹吾儒之有《六经》《语》《孟》也"。汪昂以他深厚的儒学功底和中华传统文化素养，积30余年心力撰成《素灵类纂》，文字浅显通达，义理简明易懂，在诸多注本中深受读者欢迎。

中医学理论的完善与发展，有一个重要因素是儒家学子以儒入医，即将儒学的观点、方法、识见融入医学，使得中医学理论与中国传统儒家文化紧密结合。汪昂从儒学角度分析问题、阐发观点。在《素灵类纂·病机第三》中，除了对一些难解字、辞或经句的注解方面体现出来外，对某些经文的解释也证明了这一点。如《灵枢》关于"人之耳中鸣者，何气使然？"汪昂谓："人夜卧之时，五官皆不用事，惟耳能听，岂非以宗脉所聚，故能有所警觉也乎？又人在母腹中，仅一血胚，闻雷霆火爆之声，则惊而跳，此时五官未备，而闻性已与外物相通，故《楞严》二十五圆通，独重耳根。孔子亦言'六十而耳顺'，则耳之异于诸官也明矣。"汪昂引佛教经典《楞严经》及孔子言以理解此处经文，虽是概念性思维，却有助于加深理解。

（2）注解经文，质疑自释

汪昂在《素灵类纂·凡例》中云："集中遵各注者十之七，增鄙见者十之三，或节其繁芜，或辨其谬误，或畅其文义，或详其未悉，或宜为缺疑，务令语简义明。"书中辑录唐到清各家对《内经》注释的精要及为医界公认的内容，并增补自己对《内经》的理解、质疑，运用简洁的言语予以注释。

①注解经文

如卷中病机第三，释"壮火食气，气食少火；壮火散气，少火生气"时谓："火即气也。火壮则能耗散元气，故曰'气食少火'"；盖人身赖此火以有生，亦因此火而致病，但可使之和平，而不可使之亢盛，以亢则必致害耳。"

卷下运气第六中，在"木得金而伐，火得水而灭，土得木而达"后注曰："木树根于土，是土为生木之母，何以木反克土乎？盖土竭其膏液以营养乎木，若或克之耳，使土而无木，则无花叶之青葱，无果谷之成熟，人民无所滋养，天地黯然无章，不过顽然垒块而已，土何水之有？木者，所以疏土之气，又以成土之德也，故经文独言达，而不同于伐、灭、缺、绝四条也。"将抽象的理论形象化，使读者易于理解，为本书注解一大特色。

在卷下审治第七，为便于学习掌握，根据"以火从火，以热从热"的原则，对病机十九条原文顺序稍作变易。指出："病机十九条，而火居其五，热居其四，可见诸病火热为多。盖风寒暑湿，皆能为火为热也。宇宙间天地万物，皆赖此阳火以为生发之本。若无此火，则天地或几乎息矣。庄子所谓'火传不知其尽'，而释氏相宗亦以煖与常并举也。但平则为恩，亢则为害。生杀之机，互相倚伏。凡物皆然。故火能生人，而亦能杀人也。"又如，注释"逆者正治，从者反治"时曰："以寒治热，以热治寒，逆病气者谓之正治。以寒治热，而佐以热药；以热治寒，而佐以寒药，顺病气者谓之反治。"其注文皆浅显明了易懂。

②质疑指正

如在卷上藏象第一引"三焦者，决渎之官，水道出焉"经文后，曰："引导阴阳，开通秘塞。上焦不治，水溢高原；中焦不治，水停中脘；下焦不治，水蓄膀胱。腔内上中下空处为三焦。马氏乃分割右肾以为三焦，欠是"。在卷上经络第二"上焦如雾，中焦如沤，下焦如渎"后也指出："此岐黄所说三焦，在上中下三空处。古人所谓有名无形者是也。"马玄台乃云："此不得为三焦，而割右肾以为三焦之府。窃谓五脏六腑，各有定位。肾居五脏之一，本有两枚。焉得割其右者另为一腑乎。于三焦'三'字之义，何以称焉。"三焦自古众说纷纭，汪昂不盲从前人，据经文而提出自己的观点。

又如《素问·生气通天论》"四维相代，阳气乃竭"一句，历代注家见解不一，王冰以"筋骨血肉"为"四维"，马蒔以"四肢"为四维。汪昂则引《素问·至真要大论》："彼春之暖，为夏之暑，彼秋之忿，为冬之怒。""谨按'四维斥候皆归'则四维乃四时也。二句总结上文四段，言感此邪者，更历寒暑之代谢，则阳气尽坏矣。"

针对《素问·气厥论》"五脏六腑寒热相移"，汪昂指出："痈肿、狂、隔、肺消之症，多属火热。而经文俱云移寒。若作热解，则下文又有移热一段，诸注随症训释。或言热，或言寒，语虽不一，义实难移。窃谓'移寒'寒字，当作受病之始言。如隔寒多属热结，若云膈症无有寒隔；痈肿间有寒疡，然属热者多。与狂颠、肺消，均当作寒久变热解，于义始通。

若下文移肾涌水，则始终均属阴寒也。"

由于《内经》不是出于一人之手，往往某些学术观点前后矛盾，给后学者带来极大的困惑。如六经气血多少问题，《素问·血气形志》云："夫人之常数，太阳常多血少气，少阳常少血多气，阳明常多气多血，少阴常少血多气，厥阴常多血少气，太阴常多气少血。"而《灵枢·五音五味篇》又有"厥阴常多气少血，太阴常多血少气"之论，与《素问》之论截然相反。汪昂就此指出，"当以《素问》为正"，给读者一个明确的结论。

卷上病机第三，《灵枢·脉度》云："阴阳俱盛，不得相荣，故曰关格；关格者，不得尽期而死也。"历代注家对该句"关格"的解释不一。汪昂联系《内经》《难经》及《伤寒论》指出："关格二字，字面虽殊，而意义则一。《难经》虽颠倒，疑无伤也。如《素问·脉要精微论》'阴阳不相应，病名曰关格'，是明以关格属之病矣。又仲景平脉篇'下微本大者，则为关格不通，不得尿'；又曰'趺阳脉伏而涩，伏则吐逆，水谷不化，涩则食不得入，名曰关格'。是仲景亦以关格为病证。而二字之义，《内经》与仲景均未尝细分也。又《难经》第三难曰：'关之前者，阳之动也，遂上鱼为溢，为外关内格，此阴乘之脉也。关以后者，阴之动也，遂入尺为覆，为内关外格，此阳乘之脉也'。是亦以溢、覆言脉，而以关格言病也。今马氏既訾《难经》，复以仲景、东垣、丹溪为非是。而指关格为脉体，不亦并背《内经》乎。又曰'关为阳不得入，格为阴不得出'，是两脉共为一病矣。于义亦难分也。"

③汇通《素》《灵》

《内经》包括《素问》《灵枢》两部书，其义往往互见，汪昂撰《素灵类纂》，多汇通《灵》《素》而释之。

例如，病机第三，在《素问·调经论》"血并于下，气并于上，乱而善忘也"句下，汪昂引《灵枢·大惑论》"上气不足，下气有余，肠胃实而心肺虚，虚则营卫留于下，久之不以时上，故善忘"；而在《灵枢》"人之善忘者何气使然"句下，又引《素问·调经论》"血并于下，气并于上，乱而善忘"互释之。

又如，《灵枢·邪气脏腑病形》有"愁忧恐惧则伤心，形寒寒饮则伤肺。以其两寒相感，中外皆伤，故气逆而上行"。汪昂谓："形寒伤外，饮寒伤内。"并引《素问·咳论》云："其寒饮食入胃则肺寒，肺寒则外内合邪。"指出："与此文义正同。今惟知形寒为外伤寒，而不知饮冷为内伤寒，论为阴证，非也。人饮冷者，当从阳证论治，不得便指阴证也。若房事饮冷而患伤寒，亦有在三阳经者，当从阳证论治，不得便指为阴证也。世医不明，妄以热剂投入，杀人多矣，特揭出以告人。气逆上行，故有发热、头痛诸证。"

《灵枢·口问》云："人之哕者，何气使然？"汪昂不仅引《说文》"哕，气牾也。"更引《素问·宝命全形篇》"病深者，其声哕"证之。从而，明确"哕主声言，则非呕吐明矣。古方书无'呃'字，或作咳逆，俗名呃忒"。

《素问·脉要精微论》云："诸痈肿筋挛骨痛，此寒气之肿，八风之变也。"汪昂引《灵枢·九宫八风》之文，来解释八风的含义，即来自于四面八方的风寒邪气。其云："风从南方来，名大弱风，伤人内舍于心，外在于脉。从西南方来，名谋风，伤人内舍于脾，外在于肌。从西方来，名刚风，伤人内舍于肺，外在于皮肤。从西北方来，名折风，伤人内舍于小肠，外在于手太阳脉。从北方来，名大刚风，伤人内舍于肾，外在于骨与肩背之膂筋。从东北方来，名凶风，伤人内舍于大肠，外在于两胁腋骨下及肢节。从东方来，名婴儿风，伤人内舍于肝，外在于筋纽。从东南方来，名弱风，伤人内舍于胃，外在于肌肉。"

④存疑待考

如卷上病机第三,《素问·调经论》云:"阴盛生内寒,厥气上逆,寒气积于胸中而不泻,不泻则温气去,寒独留,则血凝泣,涩凝则脉不通,其脉盛大以涩,故中寒"。汪昂对此提出质疑,谓"阴盛中寒,血涩之人,何以反得盛大之脉?"其看法不无道理。《素问·奇病论》有"得之在母腹中时,其母有所大惊,气上而不下,精气并居,故令子发为巅疾也"。王冰将"巅疾"释作"头首之疾";汪昂指出:"病由惊起,巅当作癫。若云巅顶,不知是何病也"。《灵枢·口问》云:"人之涎下者何气使然?饮食者,皆入于胃,胃中有热则虫动,虫动则胃缓,胃缓则廉泉开,故涎下"。汪昂认为:"风中舌本,则舌纵难言。廉泉开而流涎沫。此云虫动,尚有未该。"敢于对《内经》及名家的观点大胆质疑,对医经原文中存在的问题敢于存疑待考,皆反映出汪昂实事求是的治学态度。

(3)精释运气,见解深邃

自《内经》以降,历来的学者对中医学的运气学说,因探讨的角度、深度不一,所持的观点也不一致。隋代杨上善作《太素》,对运气之学有过较系统的研究,王冰注《素问》也有相应发挥。但多数学者对《内经》涉及运气学的七篇大论皆有畏难却步之感。汪昂十分重视《内经》阐述运气的篇章,认为是鸿篇大论,是历百世不可废的精要之言。其在运气第六中云:"运气一书,后世有信其说者,有不信其说者,愚伏读其书,析理渊深,措辞奇伟,上穷天文,下察地气,中究人事,孰能创是鸿篇乎?所以历百世而咸宗之,卒不可废也。"例如,针对运气学说的核心内容"亢则害,承乃制;制则生化,外列盛衰;害则败乱,生化大病"一段,汪昂指出:"此段言运气有'生克'而又有'制化'也。盖五行之理不独贵在'相生'而犹妙于'相克',有克之者以制其太过,则亢害者可化为和平,而盛衰之故,然外列而可见。若之任亢害,必至于败乱,而生化之原,由此大病矣。

盖生克者，运气之常数；而制之化之又所以转五运而调六气也。圣人作经，参赞化育，义专在此数句，实为全经之要义。"汪昂抓住生克关系是运气学的根本内容，而制化则是借五运之理以协调人类与六气的联系。

汪昂认为，运气学说的要点是研究"参赞化育"，将运气与儒家经典相联系，以彻悟人生真谛，与天地自然界实现天人合一的状态，这也是他阐述"五运六气"的用心。在"运气第六"内，综合《素问》运气诸篇内容，对五运六气的太过、不及、生克、制化，胜复等内容给予较为全面的注释，对研究运气学说有着承前启后的作用。

（4）论述脏腑，颇有发明

《素灵类纂》首先列"藏象第一"，节选《素问》"灵兰秘典论""五脏别论""六节藏象论"，及《灵枢》"本神""决气""本脏"等22篇有关藏象的经文，并加以注释阐发。论述脏腑的认识颇有见地，如阐发肺脏相傅治节之功，阐发肝脏的升发之性，对脑则汲取新说、倡论"脑为元神之府"，以及对三焦功能、部位的认识，对小心即命门的阐释等，发明创见颇多。

《素问·灵兰秘典论》云："肺者相傅之官，治节出焉"。汪昂在卷上·藏象第一注曰："分布阴阳，主行荣卫，如调元赞化，故曰相傅。风痹痿躄之人，心欲动而手足不随者，以肺病而失其治节故也"。汪昂对"肺为相傅"的含义理解深刻，不但能从肺的生理功能阐释其义，且举临床病证以证之。卷上病机第三释《素问·痿论》"肺热叶焦，则皮毛虚弱急薄，著则生痿躄也"曰："肺主皮毛，传精布气，肺热叶焦则不能输精于皮毛，故虚弱急薄，皮肤燥着而痿躄不能行，犹木皮剥则不能行津于枝干而枯也。"对"五脏因肺热叶焦发为痿躄"，则注曰："肺者，相傅之官，为气之主，治节出焉。人身之运动皆由于肺。肺热叶焦则气无所主而失其治节，故痿躄而手足不随也。"汪昂善于从《内经》的不同篇章寻找论据，广征博引，由肺主治节进而发挥出"人身之运动皆由于肺",识见超越前人。盖肺宣发肃降、输精布液是其治节功能的表现形式,肺失治节之权则犹树皮损坏,肢体失其营养则发为痿躄,道理浅显易懂。

《素问·六节藏象论》论五脏六腑之所华、所充,其中论肝之功用,谓"肝者,罢极之本,魂之居也,其华在爪,其充在筋,以生血气",文中"以生血气"句,其他注家均未注释,唯汪昂卷上·藏象第一为之加注曰:"肝属春属木,为生发之本,故经文加此句。世医动言伐肝,盖未究《内经》之旨耳。"《素问·大奇论》论述诸脉为病有云:"肾肝……并虚为死。"汪昂注云:"肾为五脏之根,肝为生发之主。"肝应于春而主生发,由此看待脏腑间关系就别有新意。

《素问·宝命全形论》云:"土得木而达",本义是论述五行相克,即木克土之义。汪昂则从肝主生发的角度阐发肝脾二脏之间的密切关系。其卷下·运气第六云:"木树根于土,是土为生木之母,何以木反克土乎?盖土竭其膏液,以荣养乎木。若或克之耳,使土而无木,则无花叶之菁葱,无果谷之成熟,民众无所资养,天地黯淡无章,不过顽然垒块而已。土何利之有焉?木者,所以疏土之气,又以成土之德也。故经文独言达,而不同于伐、灭、缺、绝四条也。赵养葵曰:世人皆言木克土,而余独作木以培土。其有会于斯旨也欤。"

《内经》对脑的论述较少。脑为奇恒之府,脑为髓海,是《内经》的主要结论。时至清初,西学日渐传入,脑主记忆之说已见于世。明代李时珍曾倡"脑为元神之府"之说。对于这些新说、汪昂率先接受。其于《本草备要》辛夷条下指出:"李时珍曰:肺开窍于鼻,阳明胃脉环鼻上行。脑为元神之府,鼻为命门之窍。人之中气不足,清阳不升,则头为之倾,九窍为之不利。吾乡金正希先生尝语余曰:人之记性,皆在脑中。小儿善忘者,脑未满也。老人健忘者,脑渐空也。凡人外见一物,必有一形影留于脑中。

昂按：今人每记忆往事，必闭目上瞪而思索之，此即凝神于脑之态也……李时珍曰'脑为元神之府'，其于此义，殆暗符欤？"汪昂将西说同中医传统理论结合起来，是对《内经》论脑的一个新解。

　　（5）阐释病机，指导临床

　　《内经》是一部阐释中医基础理论为主的专书，基础理论必须与临床实际结合起来，才能体现其理论价值。汪昂在阐发《内经》病机的同时，特别重视病机对临床实践的指导作用。

　　《素问·热论》谓伤寒传变云："六日厥阴受之，厥阴脉循阴器而络于肝，故烦满而囊缩。"对此，汪昂卷中·病机第三引《灵枢·经筋》"厥阴筋循阴股，结于阴器，伤于内则不起，伤于寒则阴缩入，伤于热则挺纵不收"证之。进一步联系临床指出："阴症忌用寒药，然舌卷囊缩有寒极而缩者，宜用四逆、吴萸、火灸、葱煨等法。又有阳明之热，陷入厥阴，阳明主润宗筋，宗筋为热所攻，弗荣而急，亦致舌卷囊缩。此为热极，宜大承气以泻阳救阴，不可不知。"汪昂结合临床，从寒热两方面阐释舌卷囊缩的病机，并提出治法方剂，十分贴切。

　　《灵枢·口问》指出哕证的病机是"谷入于胃，胃气上注于肺。今有故寒气与新谷气，俱还入于胃，新故相乱，真邪相攻，气并相逆，复出于胃，故为哕"。汪昂则从临床指出："呃逆有实有虚，有寒有热，病原病候，种种不同，此特言其一端耳。"

　　《素问·咳论》有"五脏六腑皆令人咳，非独肺也"，然诸咳皆"关于肺"，且有五脏咳、六腑咳之名。汪昂不仅阐释五脏六腑皆令人咳的病机，而且结合临床，提出治疗方案。汪昂曰"心、小肠、肝、胆、三焦之火，脾、肾、膀胱之湿，胃、大肠之燥，传入于肺皆能作咳，不独风寒也。""肺主气又属金，主声，故咳必由于肺也。凡伤风寒而咳嗽者为轻，以肺主皮毛而在表也。若风寒伤经络脏腑，而不传于肺则不咳，不咳者重，如真伤寒类伤寒之属是也。又有久病火热伤肺，而为咳痰咳血，声哑声嘶者，此病久，传变之咳，亦重症也"。其后，引李东垣治五脏六腑咳的方剂，肺咳用麻黄汤，心咳用桔梗汤，肝咳用小柴胡汤，脾咳用升麻汤，肾咳用麻黄附子细辛汤，胃咳用乌梅丸，胆咳用黄芩加半夏生姜汤，大肠咳用赤石脂禹余粮汤、桃花汤，大肠咳不止则用猪苓汤，小肠咳用芍药甘草汤，膀胱咳用茯苓甘草汤，三焦咳用钱氏异功散。

（6）阐释治法，明确逆从

《素灵类纂》中，"审治第七"专论治法。在阐释《内经》诸治法时，汪昂对反治之法发明最详。其注《素问·至真要大论》"逆者正治，从者反治"文，曰："以寒治热，以热治寒，逆病气者，谓之正治；以寒治热而佐以热药，以热治寒而佐以寒药，顺病气者，谓之反治。"此释反佐用药法为反治，是适当的。因为经文下接"从多从少，观其事也"，可资证明。但反治法不仅指反佐用药，还包括其他内容。故汪昂在同篇综合王冰、林亿等注指出："热因寒用者，如大寒内结，以热攻除，寒甚格热，热不得前，则以热药冷服，下嗌之后，冷体既消，热性便发，情且不违，而致大益，是热因寒用之例也。寒因热用者，如大热在中，以寒攻治则不入，以热攻治则病增，乃以寒药热服，入腹之后，热气既消，寒性进行，情且协和，而病以减，是寒因热用之例也。《素问·五常政大论》'治热以寒，温而行之，治寒以热，凉而行之'，即此义也。塞因塞用者，如下焦虚乏，中焦气变，肢胁满盛，欲散满则益虚其下，欲补下则满甚于中，病人告急，不救其虚，且攻其满，药入则减，药过依然，故中满下虚，其病益甚，不知疏启其中，峻补其下，少服则资壅，多服则宣通，下虚既实，中满自除。此塞因塞用也。通因通用者，如大热内结，注泻不止，以热涩之，热结未除，以寒下之，结散利止。此通因通用也，其积寒久泻，以热下之，同此法"。汪昂结合临床证治，说明四种反治法的应用，浅显易懂。

　　汪昂对反治法最为重视，于其书中多次反复申明之。其在《本草备要》附子条下指出："凡阴证用姜附药宜冷服，热因寒用也。盖阴寒在下，虚阳上浮，治之以寒则阴益盛，治之以热则拒格不纳，用热药冷饮，下嗌之后，冷体既消，热性便发，情且不违，而致大益，此反治之妙也；又有寒药热饮治热证者，此寒因热用，义亦相同也。经曰：'正者正治，反者反治'。如用寒治热，用热治寒，此正治也；或以寒治寒，以热治热，此反治也。经所谓'必伏其所主，而先其所因'。盖借寒药热药为反佐以作向导也。亦曰从治"。

　　合而观之，汪昂所论反治法大概有四：寒药热服以治热证，热药冷服以治真寒假热证，一也；热剂治寒证佐以寒药，寒剂治热证佐以热药，二也；峻补之剂治虚满证，三也；峻泻剂治实泻证，四也。汪昂对反治的阐发可谓真知灼见，颇切临床实用。

　　（7）简言精解，普及中医

　　编撰《素灵类纂》是汪昂研究《内经》的心血结晶，该书对《素问》《灵枢》中精要部分的进行类编阐释，原文选录切要，分类条理清晰，阐释言简意赅，文字浅显扼要，而易于掌握学用，数百年来已成为中医学入门的基本理论读本。据《中国中医古籍总目》统计，现存版本近50种之多，为现存类编、摘译《内经》类书版数之最。吴曼衡先生指出汪昂《素灵类纂》按类编次，系统性强，注解简明扼要，主论允当，浅显晓畅，清代医家多将其作为《内经》教本。现代中医高等教育将其作为学习《内经》的重要参考书籍，其分类方法和内容也多被《内经讲义》所沿用，对《黄帝内经》的普及作出了一定的贡献。

（二）本草学研究特色

　　汪昂著《本草备要》将收录各药之功效单列于主治之上，并以"主治释功效"的论述方式，开本草学著作"效治分列"之先河，体现了作者

"以功效为重心"的学术思想。

1.《本草备要》的编撰特点

（1）首列药性总义，统括药学概论

汪昂在系统总结前代本草学著作优缺点的基础上，而撰写《本草备要》。他充分借鉴《本草蒙筌》《本草纲目》的经验，采用先总述，后分论的体例。

《本草备要》正文之前列"凡例"，集中介绍编写本书的指导思想，主要参考蓝本等。其云："注本草者，当先注病证。不然，病之未明，药于何有？从前作者罕明斯义。第云某药入某经治某病而已。浅术视之，盖茫如也。唯李氏《纲目》，裒集诸家，附著论说，间及病源；《经疏》因之，释药而兼释病，补前人之未备，作后学之指南。兹集祖述二书，更加增订，药性病情，互相阐发，以便实用。若每处皆释，则重复烦琐，反生厌读，故前后间见，或因药论辨，读者宜观而统会之可也。"

次列"药性总义"一篇，相当于本书的总论。该篇系统地介绍了中药学的基础知识、基本理论，如四气五味、升降浮沉、药物归经、七情畏恶、药物命名、药物炮制等，使读者在学习具体中药之前，了解药物药性等基础知识。在本草学著作中开总论先河者，并非汪氏等首创。明·陈嘉谟所撰《本草蒙筌》即设"总论"，具体介绍"出产择地土、收采按月时、藏留防耗坏、贸易辨真假、咀片分根梢、制造资水火、治疗用气味、药剂别君臣、四气、五味、七情、七方、十剂、修合条例、服饵先后、各经主治引使、用药法象"等内容。后来李时珍编撰《本草纲目》亦设序例，分上、下两卷，收录合药分剂法则、采药分六气岁物、气味阴阳、五味宜忌、五味偏胜、标本阴阳、升降浮沉、四时用药例、五运六淫用药式、六腑六脏用药气味补泻、五脏五味补泻、脏腑虚实标本用药式、引经报使（洁古）、药名同异、相反诸药、服药食忌、妊娠禁忌、饮食禁忌、李东垣随证用药

凡例、陈藏器诸虚用药凡例等。由此可知，汪昂是受陈嘉谟、李时珍等影响，而列"药性总义"篇。"药性总义"的内容，主要节录自《本草蒙筌》《本草纲目》，并结合中医基础理论，如阴阳五行、藏象经络予以简要阐释而成。

四气（性）五味是中医药物性能的基本内容，也是说明中药作用机理的核心理论依据。汪昂在《本草备要·卷一·药性总义》中开篇即曰："凡药，酸属木入肝，苦属火入心，甘属土入脾，辛属金入肺，咸属水入肾。此五味之义也。""凡药，青属木入肝，赤属火入心，黄属土入脾，白属金入肺，黑属水入肾。此五色之义也。"首先明确指出药物酸、苦、甘、辛、咸五味，青、赤、黄、白、黑五色与五行、五脏的关系。

《素问·脏气法时论》云："辛散、酸收、甘缓、苦坚、咸软。"这是对药物五味基本作用的最早记载，后世医家在此基础上，经过不断地补充、完善，而逐渐形成《本草备要·卷一·药性总义》所载"凡药，酸者能涩、能收，苦者能泻、能燥、能坚，甘者能补、能和、能缓，辛者能散、能润、能横行，咸者能下、能软坚，淡者能利窍、能渗泄"等五味相关作用。

中药的升降浮沉理论也是药物作用的理论基础之一。《本草备要·卷一·药性总义》云："凡药，轻虚者浮而升，重实者沉而降。味薄者升而生（象春），气薄者降而收（象秋），气厚者浮而长（象夏），味厚者沉而藏（象冬），味平者化而成（象土）。气厚味薄者浮而升，味厚气薄者沉而降；气味俱厚者能浮能沉，气味俱薄者可升可降。酸咸无升，辛甘无降，寒无浮，热无沉。此升降浮沉之义也。"并引用李时珍之说，言"升者引之以咸寒，则沉而直达下焦。沉者引之以酒，则浮而上至颠顶。一物之中，有根升梢降，生升熟降者，是升降在物，亦在人也。"此说提示药物的升降浮沉与药物的质地、气（性）味、炮制、配伍都有密切的关系。

在阐释药物升降浮沉和用药部位时，汪昂遵法相药理以取象比类法予以说明。例如，《本草备要·卷一·药性总义》在论及药物等作用部位时说："凡药，根之在土中者，半身以上则上升，半身以下则下降。以生苗者为根，以入土者为梢，上焦用根，下焦用梢，半身以上用头，中焦用身，半身以下用梢，虽一药而根梢各别，用之或差，服亦罔效。药之为枝者达四肢，为皮者达皮肤，为心为干者内行脏腑。质之轻者上入心肺，重者下入肝肾，中空者发表，内实者攻里。枯燥者入气分，润泽者入血分。此上下内外，各以其类相从也。""药之为物，各有形性气质，其入诸经，有因形相类者，如连翘似心而入心，荔枝核似睾丸而入肾之类。有因性相从者，如属木者入肝，属水者入肾，润者走血分，燥者入气分，本天者亲上，本地者亲下之类。有因气相求者，如气香入脾，气焦入心之类。有因质相同者，如药之头入头，干入身，枝入肢，皮行皮；又如红花、苏木汁似血而入血之类。自然之理，可以意得也。"汪昂此说是在陈嘉谟《本草蒙筌》"用药法象"基础上发展起来等，采用取象比类等说理方法，对中药升降浮沉、性味归经、作用部位等抽象概念，最大程度地给予直观认识。特别是对于那些没有师授指导，自学中医之人，不失为一种比较好的学习方法。

归经理论是以脏腑经络学说为基础，以所治疗的具体病证为依据总结出来的用药理论。汪昂以药物的色、味、气、五行属性及脏腑经络、气血间的关系为依据，来探讨药物归经的基本规律。如"凡药，色青味酸气臊、性属木者，皆入足厥阴肝、足少阳胆经"。盖肝与胆互为表里，胆为甲木，肝为乙木。"色赤味苦气焦、性属火者，皆入手少阴心、手太阳小肠经。"盖心与小肠互为表里，小肠为丙火，心为丁火。"色黄味甘气香、性属土者，皆入足太阴脾、足阳明胃经。"盖脾与胃互为表里，胃为戊土，脾为己土。"色白味辛气腥、性属金者，皆入手太阴肺、手阳明大肠经。"盖肺与大肠互为表里，大肠为庚金，肺为辛金。"色黑味咸气腐、性属水者，皆入足少阴肾、足太阳膀胱经。"盖肾与膀胱互为表里，膀胱为壬水，肾为癸水。

古人把中药间的配伍关系称为"七情"。汪昂简明扼要且形象地指出相须、相使、相恶、相畏、相反、相杀的含义。《本草备要·卷一·药性总义》谓："药有相须者，同类而不可离也。如黄柏、知母，破故纸、胡桃之类。相使者，我之佐使也。相恶者，夺我之能也。相畏者，受彼之制也。相反者，两不可合也。相杀者，制彼之毒也。"

《素问·脏气法时论》中，曾对五脏之苦欲，提出了用五味补泻的治疗原则。汪昂引申其言，进一步阐发五脏苦欲运用五味补泻的具体含义。《本草备要·卷一·药性总义》云："肝苦急（血燥苦急），急食甘以缓之；肝欲散（木喜条达），急食辛以散之，以辛补之，以酸泻之（以散为补，以敛为泻）。心苦缓（缓则散逸），急食酸以收之；心欲软，急食咸以软之，以咸补之（按：水能克火，然心以下交于肾为补，取既济之义也），以甘泻之。脾苦湿，急食苦以燥之；脾欲缓（舒和），急食甘以缓之，以甘补之，以苦泻之。肺苦气上逆（火旺刑金），急食苦以泻之；肺欲收，急食酸以收之，以酸补之，以辛泄之；肾苦燥，急食辛以润之；肾欲坚（坚则无狂荡之患），急食苦以坚之，以苦补之，以咸泻之。"

《难经·六十九难》云"虚则补其母，实则泻其子"。此说是建立在整体观念基础上，根据脏腑五行相生规律提出的治疗治则。汪昂对此也持肯定态度，谓"人之五脏应五行，金木水火土，子母相生。经曰：'虚则补其母，实则泻其子'；又曰'子能令母实'。如肾为肝母，心为肝子，故入肝者，并入肾与心；肝为心母，脾为心子，故入心者，并入肝与脾；心为脾母，肺为脾子，故入脾者，并入心与肺；脾为肺母，肾为肺子，故入肺者，并入脾与肾；肺为肾母，肝为肾子，故入肾者，并入肺与肝。"（《本草备要·卷一·药性总义》）

《素问·至真要大论》曾提出六淫主治各有所宜，汪昂综合脏腑、五行、四气五味、升降浮沉等中医药知识，夹叙夹议，互相例证。如"风淫于内，治以辛凉，佐以苦甘，以甘缓之，以辛散之。"汪昂《本草备要·卷一·药性总义》云："风属木，辛属金，金能胜木，故治以辛凉。过辛恐伤真气，故佐以苦甘。苦胜辛，甘益气也；木性急、故以甘缓之；木喜条达，故以辛散之。"再如"热淫于内，治以咸寒，佐以苦甘，以酸收之，以苦发之。"汪昂云："水胜火，故治以咸寒；甘胜咸，佐之所以防其过。必甘苦者，防咸之过，而又以泻热气佐实也。热淫故以酸收之，热结故以苦发之。"（《本草备要·卷一·药性总义》）又如"火淫于内，治以咸冷，佐以苦辛，以酸收之，以苦发之。"汪昂云："相火畏火也，故治以咸冷，辛能滋润，酸能收敛，苦能泄热，或从其性而升发之也。"又如"寒淫于内，治以甘热，佐以苦辛，以咸泻之，以辛润之，以苦坚之。"汪昂云："土能制水，热能胜寒，故治以甘热。苦而辛，亦热品也，伤寒内热者，以咸泻之；内燥者，以辛润之，苦能泻热而坚肾，泻中有补也。"

中药的运用与中医基础理论的指导密不可分，药理即医理。汪昂在此将木火土金水、升降浮沉、寒热温凉、酸苦甘辛咸等医理药理知识，融为一体、互相例证，使读者对中医学中药学的基本理论可以有一个统观的认识。即便是初学者阅读此篇，也可对正文的学习理解起到非常重要的指导作用。

《素问·宣明五气》云："五味所入：酸入肝，辛入肺，苦入心，咸入肾，甘入脾，是谓五入。"《生气通天论》云："阴之所生，本在五味；阴之五宫，伤在五味。"《至真要大论》云："夫五味入胃，各归所喜攻，酸先入肝，苦先入心，甘先入脾，辛先入肺，咸先入肾。久而增气，物化之常也，气增而久，夭之由也。"饮食五味是人体赖以生存的物质基础，然而五味必须协调平衡，太过不及对机体皆可能导致伤害。汪昂以五味与五行、五脏之间关系为依据，介绍五味之五行相克、五病之所禁、五味之所伤。"酸走筋，筋病毋多食酸；筋得酸，则拘挛收引益甚也。苦走骨，骨病毋多食苦；骨得苦，则阴益甚重而难举也。甘走肉，肉病毋多食甘；肉得甘，则壅气胪肿益甚也。辛走气，气病毋多食辛；气得辛，则散而益虚也。咸走血，血病毋多食咸；血得咸，则凝涩而口渴也。""多食咸，则脉凝泣（涩同）而变色（脉即血也，心合脉，水克火）。多食苦，则皮槁而毛拔（肺合皮毛，火克金）。多食辛，则筋急而爪枯（肝合筋，爪者筋之余，为金克木。按：肝喜散，故辛能补肝，惟多则为害）。多食酸，则肉胝而唇揭（脾合肉，其华在唇，木克土。胝，音支，皮厚也）。多食甘，则骨痛而发落（肾合骨，其华在发，土克水）。"

中药品种繁杂而数量较多，了解药物命名原则，对于正确掌握及使用药物都有一定的意义。汪昂初步概括中药的命名原则有以下几个方面："药有以形名者，人参、狗脊之类是也；有以色名者，黄连、玄参之类是也；有以气名者，豨莶、香薷之类是也；有以味名者，甘草、苦参之类是也；有以质名者，石膏、石脂、归尾之类是也；有以时名者，夏枯、款冬之类是也；有以能名者，何首乌、骨碎补之类是也。"

关于中药的炮制，汪昂简要介绍了中药传统炮制方法。其云："凡药火制四：煅、煨、炙、炒也；水制三：浸、泡、洗也；水火共制二：蒸、煮也。"施加不同辅料炮制后，还可以改变药物的性能，临证应根据不同的药用目的而选用炮制辅料。例如，"酒制升提，姜制温散；入盐走肾而软坚，用醋注肝而收敛；童便制，除劣性而降下；米泔制，去燥性而和中；乳制润枯生血；蜜制甘缓益元；陈壁土制，藉土气以补中州；面裹曲制，抑酷性勿伤上膈；黑豆、甘草汤渍，并解毒致令平和；羊酥、猪脂涂烧，咸渗骨容易脆断。去穰者免胀，去心者除烦。"

汪昂强调药物的功效与其产地、品质好坏、品种真伪、采收等时节、炮制方法等都有密切关系。最后还特别指出，临证所用处方药物等计量，都应是炮制后的精品干燥药量，而非生药量。

总之，《本草备要·卷一·药性总义》通篇论释详尽，条理清晰，尤其是对一些药物运用的常识，汪昂不厌其烦地详加说明。这也证实汪昂编撰此书之目的，"不专为医林而设。盖以疾疢人所时有，脱或处僻小之区，遇庸劣之手，脉候欠审，用药乖方，而无简便方书与之较证，鲜有不受其误者。是以特著此编，兼辑《医方集解》一书相附而行。篇章虽约，词旨详明，携带不难，简阅甚便。倘能各置一本，附之箧笥，以备缓急，亦养生之一助"。

（2）药物分为八卷，诸药皆从其类

①分类科学，方便查阅

《本草备要》正文共分 8 卷，以草部、木部、果部、谷菜部、金石水土部、禽兽部、鳞介虫鱼部、人部等划分为 8 卷。草部 190 种，木部 84 种（另本作 81 种），果部 31 种，谷部 22 种，菜部 18 种，金石水土部 58 种，禽兽部 25 种，鳞介鱼虫部 41 种，人部 9 种。这种分类法属于自然属性科学分类法，直接来源于明·李时珍《本草纲目》无疑。由于作者生于明末清初，受《本草纲目》影响颇深。汪昂能够采用此种方法分类，必然经过对历代本草著作分类方法的优劣对比。历经 300 余年的 140 多次再版表明，汪昂选择自然科学分类法是正确的，是受欢迎的，是科学实用的。

《本草备要》虽然采取自然属性分类法将其分为 8 部，但各部中"药目次第，每药稍从其类，以便查阅"（《本草备要·卷一·草部》）。但汪昂煞费苦心地将功效主治相似的同类药物相邻排列，而便于读者去学习掌握。例如，草部将"款冬花、紫菀、旋覆花、百部、桔梗、马兜铃、白前、半夏、贝母、南星、瓜蒌仁"等祛痰药排在一起；将"独活、羌活、藁本、葛根、升麻、白芷、细辛、柴胡、前胡、麻黄、荆芥、连翘、紫苏、薄荷"等诸解表药放在一起；将"甘遂、大戟、商陆、芫花、荛花、泽漆"等攻逐水饮药排在一起；将"元胡、红花、茜草、紫草、大小蓟、三七、地榆、蒲黄、莪术、三棱"等理血药集中排列；将"破故纸、肉苁蓉、锁阳、巴戟天、胡芦巴、仙茅、淫羊藿、蛇床子、菟丝子"等温补肾阳药物排在一起；木部将"枳实、枳壳、厚朴、槟榔、大腹皮"五种行气药放在一起；金石水土部"石膏、滑石、朴硝、芒硝、玄明粉"五种泄热药放在一起。如此分类排列，即内寓按药物功能分类等意义。

《本草备要》为8卷本，其中每卷所列药物，凡是采于同一植物或动物，而因不同药用部位，或因炮制方法不同，或因生长样貌、生长地域不同，而有不同名称者，均被编排附列于同一药物之下或相邻排列。

如卷二草部紫苏条下云："苏子与叶同功。润心肺，尤能下气定喘，止嗽消痰，利膈宽肠，温中开郁。苏梗下气稍缓，虚者宜之。"并且进一步概括说："叶发汗散寒，梗顺气安胎，子降气开郁、消痰定喘。表弱气虚者忌用叶，肠滑气虚者忌用子。"草部将"生地黄、干地黄、熟地黄"相邻排列，虽分三药释之，但在生地黄条下云："生则寒，干则凉，熟则温，故分三条以便施用。"黄芩条下曰："中虚名枯芩，即片芩，泻肺火，清肌表之热。内实名条芩，即子芩，泻大肠火，补膀胱水。"另如，防己条下云："出汉中，根大而虚通，心有花纹，色黄，名汉防己；黑点黄腥木强者，名木防己，不佳。"附子条下："母为乌头，附生者为附子，连生者为侧子，细长者为天雄，两岐者为乌喙。五物同出异名。"

卷三木部将"肉桂、桂心、桂枝"相邻排列，虽分三药释之，但在肉桂条下云："色紫肉浓，味辛甘者，为肉桂。去里外皮，当中心者，为桂心，枝上嫩皮，为桂枝。"枸杞子条下云："根名地骨皮。叶名天精草，苦甘而凉。"桑白皮条下云："桑椹甘凉，色黑入肾而补水，利五脏关节，安魂镇神，聪耳明目，生津止渴，利水消肿，解酒乌髭"；"桑叶甘寒，手、足阳明大肠之药，凉血燥湿，去风明目。末服止盗汗，代茶止消渴。"枳实枳壳条下云：“皮浓而小为枳实，壳薄虚大为枳壳。”将竹沥、竹茹、淡竹叶、天竺黄相邻而列，且在竹沥条下云：“竹类甚多，淡竹肉薄，节间有粉，多汁而甘，最良；董竹坚而节促，皮白如霜；苦竹本粗叶大，笋味苦。入药，惟此三种，功用略同。竹茹即刮取青皮。竹沥如取荆沥法。”天竺黄“大竹之津气结成，即竹内黄粉。”

卷四谷菜部将生姜、干姜、黑姜类列，生姜条下云：“姜皮辛凉，和脾行水，治浮肿胀满”；干姜条下云：“母姜晒干者为干姜，炮黑为黑姜。”（《本草备要·卷四·谷菜部》）在金石水土部，将朴硝、芒硝、元明粉类列。其云：“朴硝酷涩性急，芒硝经炼稍缓。”“生于卤地，刮取煎炼，在底者为朴硝；在上有芒者，为芒硝；有牙者为马牙硝；置风日中，消尽水气，轻白如粉，为风化硝。”雄黄条下云：“生山阴者名雌黄，功用略同。劣者名熏黄，烧之则臭，只堪熏疮疥，杀虫虱。”砒石条下云：“生者名砒黄，炼者名砒霜。”如此附列同属药物的方法，揭示出这几种药物的内在联系，不但增加了阅读的趣味性，更使读者对同类数种药物有一个空间框架的概念，便于对繁杂的中药进行掌握。例如，可以通过相同和不同的性味归经、功效主治，启发读者深思其缘由。

这种编排分类方法，还能够方便读者尽快查阅到所需中药。先查种属，再根据性味归经或者功效主治，或者同一物种，很方便地就可以得到想要查找的资料。特别是在病情危急或者习医背诵之时尤为显著。这也是“自然属性科学分类法”与功效主治分类相结合的优势所在。

②选药精当，易得实用

《本草备要》全书共收录478味药。以其与新中国成立后中医院校使用人数最多、使用年代跨度最大的三套《中药学》统编教材相对比，重合率较高，非常实用，符合现代实际。

凌一揆主编，1984年上海科学技术出版社五版《中药学》教材共收

录 491 味药，与《本草备要》重复者 372 味，占五版教材总收录品种的
75.92%。雷载权主编，1995 年上海科学技术出版社六版《中药学》教材
共收录 479 味药，和《本草备要》重复者 372 味，占六版教材总收录品种
的 77.66%。高学敏主编，2002 年中国中医药出版社七版《中药学》教材共
收录 537 味药，和《本草备要》重复者 381 味，占七版教材总收录品种的
70.95%。在统编《中药学》教材未排除汪昂之后发现的新药及收录的现代
中药提取物的前提下，历版教材与《本草备要》选药的重合率仍然平均能
达到 75% 以上。

　　由此可见，成书于 300 多年前的《本草备要》，以临床实用、易得为选
药原则，所载录 400 余味药物十分精当，至今仍能在最大程度上契合中医
教育教学和临床使用。时至今日，台湾中医类院校仍将此书作为其中药学
教学材料及专项考试指定科目使用，这也是对汪昂《本草备要》简明实用
科学性的一种肯定。

　　（3）辨药性味归经，明确功效主治

　　《本草备要》既延续传统，又不乏创新。《本草备要·卷一·药性总义》
一章，即详阐药物性味归经。其云："十二经中，惟手厥阴心包、手少阳三
焦经无所主，其经通于足厥阴、少阳。厥阴主血，诸药入肝经血分者，并
入心包；少阳主气，诸药入胆经气分者，并入三焦。命门相火，散行于胆、
三焦、心包络，故入命门者，并入三焦。"汪昂从人体十二正经归属五脏六
腑谈及诸药的归经，从医理引入药理，使初学者对药物之归经追根溯源、
加深理解，避免读者对药物的性味归经等相对抽象的概念产生迷惑。汪昂
指出："凡药，寒热温凉，气也；酸苦甘辛咸，味也。气为阳，味为阴。气
厚者阳中之阳，薄者阳中之阴；味厚者阴中之阴，薄者阴中之阳。气薄则
发泄（表散），厚则发热（温燥）。味厚则泄（降泻）；薄则通（利窍渗湿）。
辛甘发散为阳，酸苦涌泄为阴，咸味涌泄为阴，淡味渗泄为阳。轻清升浮

为阳，重浊沉降为阴。阳气出上窍，阴味出下窍；清阳发腠理，浊阴走五脏；清阳实四肢，浊阴归六腑。此阴阳之义也。"阴阳是一个相对的概念，汪昂从阴阳立论，将药物的寒热温凉四气、酸苦甘辛咸五味以及升降浮沉等，皆用阴阳概括之；又涉及气味之厚薄、质地之轻重、脏阴腑阳、阳清阴浊及阴阳之中可再分阴阳等中医学阴阳的基础理论。用之释药，清晰明了，可谓传承中有所创新。

《本草备要》凡例云："从前作者罕明斯义，第云某药入某经治某病而已。浅术视之，盖茫如也。"且"药品主治，诸家析言者少，统言者多……又每药之下，止言某病宜用，而不言某病忌用，均属缺略。"原序又云："自唐宋而下，名家百氏方书，非不灿陈，而义蕴殊少诠释。如本草第言治某病某病，而不明所以主治之由；医方第云用某药某药，而不明所以当用之理。千书一律，开卷茫如，即间有辨析病源、训解药性者，率说焉而不详，语焉而不畅，医理虽云深造，文本多欠通明，难以豁观者之心目。"

汪昂有感于前人所著大都"未暇详地道、明制治、辨真伪，解处偶有付会，常品时多芟黜"（《本草备要·原自叙》），故博采诸家之长而撰著此书。药物的功效与主治病证，既是遣药组方的依据和防治疾病的基础，又是临床中药学的核心内容。然而，在早期的中医本草学著作中，多采取以药物主治为主或主治与功效混同的编写体例。如《神农本草经》记载："牛膝，味苦。治寒湿痿痹，四肢拘挛，膝痛不可屈伸，逐血气，伤热火烂，堕胎。久服轻身耐老。"这仅是通过直接观察，对药物防治疾病及改善机体某种状态的客观记载。结果就导致"《本草》第言治某病某病，而不明所以主治之由；医方第云用某药某药，而不明所以当用之理"（《本草备要·增补本草备要叙》）。汪昂认识到，功效能统领主治病证，药物之所以能治疗某些疾病，是由于其具备某种功效所致。汪昂汲取前代医家论述本草功效主治的成功经验，而以中医药理论为基础，运用归纳综合、分析推理等方

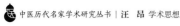

法，对药物防治疾病及强身健体作用予以高度概括，而首列出药物的功效。该书对每一味药物的功效都进行了高度概括总结，并且以注语形式列于药名之下。例如，黄芪补气，固表，泻火；人参大补元气，泻火；沙参补阴，泻肺火；玄参补水，泻无根之火；白术补脾，燥湿；牛膝补肝肾，泻恶血；五味子补肺肾，涩精气；天门冬泻肺火，补肾水，润燥痰；百部润肺杀虫等。在功效之下，"每药先辨其气味形色，次著其所入经络，乃为发明其功用，而以主治之证，具列于后。其所以主治之理，即在前功用之中。"(《本草备要·凡例》)功效与主治分列，体现出汪昂论药"以功效为重心"的学术思想，也成为《本草备要》的一大特点。例如，《神农本草经》记载"丹参，味苦微寒。治心腹邪气，肠鸣幽幽如走水，寒热积聚，破癥除瘕。止烦满，益气。"《本草备要》高度概括为"补心，生血，去瘀"三大功效，继之谓："气平而降(《本经》微寒，弘景曰性应热)。味苦色赤，入心与包络。破宿血，生新血(瘀去然后新生)，安生胎(养血)，堕死胎(去瘀)，调经脉(风寒湿热，袭伤营血，则经水不调。先期属热，后期属寒。又有血虚、血瘀、气滞、痰阻之不同。大抵妇人之病，首重调经，经调则百病散)，除烦热，功兼四物(一味丹参散，功同四物汤)，为女科要药。治冷热劳，骨节痛，风痹不随(手反缓散，不随人用。经曰：足受血而能步、掌受血而能握)，肠鸣腹痛，崩带癥瘕(癥者有块可征，瘕者假也，移动聚散无常，皆血病)，血虚血瘀之候。又治目赤，疝痛、疮疥、肿毒，排脓生肌(郑奠一曰：丹参养神定志，通利血脉，实有神验)。"《本草备要》诸药皆如此例，以功效起笔，依次论及性味和主治，并小字细注历代医家的记述精言。这种列功效于主治之上，以主治释功效，前后呼应的编写体例，符合逻辑，既比较准确地条理深化了药物的功效与主治病证，又十分清晰地表达了二者之间的密不可分的内在联系。这种以功效统御主治的论述方式，开本草学著作效治分列的先河，现代中药学统编教材仍以此体例编写，其科学性可见一斑。

（4）释药释方释病，医药方剂合参

《本草备要》之前的历代本草学著作，都对医理、方剂注释较少。汪昂在广泛参阅诸家本草著作时，对《本草纲目》附注医论之释药而兼释病的编撰模式深为赞同，于是沿袭之。其"凡例"云："注本草者，当先注病证。不然，病之未明，药于何有……释药而兼释病，作后学之指南……药性病情，互相阐发，以便资用。"（《本草备要·凡例》）汪昂每论药物，特别重视阐释其主治病证、涉及的有效方剂，采取以方释药法，用药物在方剂中的配伍，来说明其功效及主治范围。故诸药条下，凡涉及重要方剂或病证者，均不吝笔墨详加阐述。例如，《本草备要》草部人参"大补元气，泻火"之下，谓"得升麻补上焦，泻肺火；得茯苓补下焦，泻肾火；得麦冬泻火而生脉；得黄芪、甘草，乃甘温退大热。东垣曰：参、芪、甘草，泻火之圣药，合用名黄芪汤。按：烦劳则虚而生热，得甘温以益元气，而邪热自迟，故亦谓之泻。"如此释之，则明确人参之泻火皆属虚火，而非实火；是指甘温除热而言。继之，在人参"治虚劳内伤"之下谓："伤于七情、六欲、饮食、作劳为内伤；伤于风、寒、暑、湿为外感。如内伤发热，时热时止；外感发热，热甚无休。内伤恶寒，得暖便解，外感恶寒，絮火不除。内伤头痛，乍痛乍歇；外感头痛，连痛无停。内伤则手心热，外感则手背热。内伤则口淡无味，外感则鼻塞不通。内伤则气口脉盛，多属不足，宜温、宜补、宜和；外感则人迎脉盛，多属有余、宜汗、宜吐、宜下。盖左人迎主表，右气口主里也。"汪昂结合时弊，"凡外伤风寒发热咳嗽者，概不轻易表散，每用润肺退热药，间附秦艽、苏梗、柴胡、前胡一二味，而羌活、防风等绝不敢用。不思秦艽阳明药，柴胡少阳药，于太阳有何涉乎？以致风寒久郁，嗽热不止，变成虚损，杀人多矣。此又以内伤治外感之误也。"强调"东垣辨内伤外感最详，恐人以治外感者治内伤也"，故不厌其烦地指出外感、内伤的不同病因，发热、恶寒等临床表现以及治法区别，以引起读者的重视。

如草部甘草条"反大戟、芫花、甘遂、海藻，然亦有并用者"下，注云"胡洽治痰癖，十枣汤加甘草；东垣治结核，与海藻同用；丹溪治劳瘵，莲心饮与芫花同行，非妙达精微者，不知此理。十枣汤，芫花、甘遂、大戟等分，枣十枚，仲景冶伤寒表已解，心下有水气、喘咳之剂。李时珍曰：甘草外赤中黄，色兼坤离。味浓气薄，资全土德。协和群品，有元老之功；善治百邪，得王道之化。赞帝力而人不知，参神功而己不与，可谓药中之良相也。昂按：甘草之功用如是，故仲景有甘草场、甘草芍药汤、甘草茯苓汤、炙甘草汤，以及桂枝、麻黄、葛根、青龙、理中、四逆、调胃、建中、柴胡、白虎等汤，无不重用甘草，赞助成功。"（《本草备要·增补本草备要叙》）

草部白术"补脾，燥湿"下有"生津液"，注云"既燥湿而又生津液何也？汪机曰：脾恶湿，湿胜则气不得施化，津何由生？用白术以除其湿，则气得周流，而津液生矣。"在此，汪昂引用汪机之言，从脾喜燥恶湿的特点解释其生津液的原理，进一步揭示了湿浊困脾，气不周流，而津液不得上承口渴的机理。在白术"止泄泻"下谓"凡水泻湿也；腹痛肠鸣而泻，火也；水火相激则肠鸣，痛甚而泻。泻而痛减者食也；完谷不化气虚也；在伤寒下利，则为邪热不杀谷也。久泻名脾泄，肾虚而命火衰，不能生土也。"汪昂指出，临床泄泻有湿泄、火泄、食泄、气虚泄、脾泄等多种类型，临证须根据不同的病因病机，审证求因，辨证论治。"有积痰壅滞，肺气不能下降，大肠虚而作泻者宜豁痰；有伤风泄泻者宜散风；如脾虚湿泻者宜白术。"

又如，草部半夏条下云："痰症不眠（《素问》曰：胃不和，则卧不安。半夏能和胃气而通阴阳。《灵枢》曰：阳气满，不得入于阴，阴气虚，故目不得瞑，饮以半夏汤，阴阳既通，其卧立安。又有喘嗽不得眠者。左不得眠属肝胀，宜清肝；右不得眠属肺胀，宜清肺）。"总之，《本草备要》虽属药学专著，但药中有方，方中有病。释药释方释病，药方病合参，这是汪昂释药的一个特点。

（5）简明扼要易懂，引述医案掌故

析病论治，广集详注。汪昂论及主治曾言："药品主治，诸家析言者少，统言者多。"（《本草备要·凡例》）观《本草备要》一书，每药论及主治，总广征博引，采诸家之长，分析何为此病，又此药物为何可治此病。让阅者读后既知其然又知其所以然。此与作者深厚的儒学功底和精深的医药学术造诣是分不开的。作者论药广集详注，是本书的又一大特点。据统计，全书共引用文献资料113种，引言而未具书名者共78人。居前三位的医家为李时珍117次，朱震亨46次，李杲41次。在引用医学著作中，《内经》为最多37次，其次为《神农本草经疏》25次。引用《素问》《灵枢》而下，包括历代名家医学文献达84种，引名而不及书名的医学名家67家，引用非医学而涉及医学的著作34部，其中援引说明药学典故的故事达41处，其中举用的历代验案、奇案、疑案37例；标及药物奇异传说24处，旁征博引有关医学内容7件等。最终"兼百家之论，成一家之言"。这些引文不但使本书释病的论据更加充分，而且使读者更加加深了对此药物的认识。作者"兹集并加详注，庶无贻误"的仁厚宅心也得以体现。

例如，黄柏功效为"泻相火，补肾水"，性味苦寒微辛，沉阴下降。能够"泻膀胱相火，补肾水不足，坚肾润燥，除湿清热。"主治"下焦虚，骨蒸劳热，诸痿瘫痪，目赤耳鸣，消渴便闭，黄疸水肿……"。汪昂首先引用李时珍之说，说明临床黄柏最常见的一组配伍："知母佐黄柏，滋阴降火，有金水相生之义。古云黄柏无知母，犹水母之无虾也。盖黄柏能制命门、膀胱阴中之火，知母能清肺金、滋肾水之化源。""泻相火"是黄柏的

主要功效，因此需要进一步明确相火与君火的含义及治法用药的区别。因而，汪昂引用朱丹溪之论："君火者，人火也，心火也，可以水灭，可以直折，黄连之属可以制之；相火者，天火也，龙雷之火也，阴火也，不可以水湿制之，当从其性而伏之，惟黄柏之属可以降之。"最后，汪昂综合指出诸火证的概念及治法。其云："火有虚火、实火、燥火、湿火、郁火、相火之异。虚火宜补，实火宜泻，燥火宜滋润，郁火宜升发。湿火由湿郁为热，多病胕肿。经所谓诸腹胀大，皆属于热；诸病胕肿，皆属于火是也，宜利湿清热而兼补脾。相火寄于肝肾，乃龙雷之火，非苦寒所能胜，宜滋阴养血，壮水之主，以制阳光。"强调"诸病之中，火证为多，有本经自病者，如忿怒生肝火，焦思生心火之类是也；有子母相克者，如金火克肺金，肝木克脾火之类是也；有脏腑相移者，如肺火咳嗽，久则移热于大肠而泄泻；心火烦焦，久则移热于小肠而为淋闭之类是也。有别经相移者，有数经合病者，当从其重者而治之。"似此旁征博引，广集详注，析病论治，则使读者通过对黄柏的学习，就能够系统了解君火、相火及诸火证的概念、治法用药特点。

考据先哲，启迪后学。凡例云："先哲名言，有言以人重者、有人以言重者，须当仍其名氏，庶乎后学知所禀承，或者或非，有可裁断矣。本集采用诸家，悉存原名，使可考据。"（《本草备要·凡例》）可知于汪昂之前著书立说者，抄袭前世医家之言、并与自己之见解混编成书者不在少数。更有一些作者把多位医家之论整理成册，以为己著。这些医书必定前言难契后语，难免让后世读者不知其所云。汪昂在撰著此书时，每逢采用前贤言论，必悉心保存医家姓名，并略释其身世著作，既体现了对前贤的尊重，也便后学者查阅。如黄芪条下云："朱震亨，号丹溪，著《本草补遗》"；"汪机，号石山，著《本草会编》。王好古，号海藏，著《汤液本草》。甄权，著《药性论》。陈日华，著《大明本草》。陈嘉谟，著《本草蒙筌》"；"李东垣，著《用药法象》(《本草备要·增补本草备要叙》)等。每逢加入作者言论处，必前加"昂按"二字，以便后学者评判审定。如关于黄芪的炮制"或曰补肾及治崩带淋浊，宜盐水浸炒。昂按：此说非也。前症用黄芪，非欲拟黄芪使入肾也，取其补中升气，则肾受荫，而带浊崩淋自止。即日华'气盛自无陷下之忧也'。有上病而下取，有下病而上取，补彼经而益及此经者，此类是也。"

据统计，《本草备要》中列述药学内容而辨误、辨疑、辨伪、质疑条文达 30 余条，其中包括汪昂自身体验在内的医疗经验 40 余处，其间佐证药物功能的验方、效方、秘方 36 道，其中考校、评议药物种类及药性内容 18 处，其中提出药用龟鉴警语 14 条，陈述用药卓见 11 项。

中医药学是一门传统而实践性很强的注重经验积累的医学，仅有书本知识是远远不够的。在《本草备要》中，汪昂善于引用名家的特殊用药案例，以启示后学。例如，在人参主治"疟痢滑泻"下，汪昂注"始痢宜下，久痢宜补。治疟意同。"同时引用丹溪医案："叶先生患痢，后甚逼迫，正合承气证。予曰：气口脉虚，形虽实而面黄白，必过饱伤胃。与参、术、陈、芍十余帖，三日后胃气稍安，再与承气汤二帖而安。又曰：补未至而下，则病者不能当；补已至而弗下，则药反添病。匪急匪徐，其间间不容发。"汪昂据此强调"此先补后下法之变者也，非胸有定见者，不可轻用，然后学亦宜知之。"在记述参芦"能涌吐痰涎，体虚人用之，以代瓜蒂"之下，则举一妇人暑月因怒而呃逆病案，对"体虚人用之"提出质疑。患者形气俱实，发则举身跳动，昏不知人。此由痰因怒郁，气不得降所致，运用吐法。给予参芦半两，逆流水煎服。结果吐出顽痰数碗，大汗昏睡而安。再如，人们尽知巴豆是辛热有毒之峻泻药，汪昂引述李时珍治验："一妇年六十余，患溏泻五载，犯生冷油腻肉食，即作痛，服升涩药，泻反甚，脉沉而滑，此乃脾胃久伤，积冷凝滞。法当以热下之。用蜡匮巴豆丸五十粒，服二日，不利而愈。自是每用治泻痢，愈者近百人。"(《本草备要·卷三·木部》)该案从中医理论来讲，虽属通因通用之法，然临证用峻泻药来治疗久泄久利，若非切身实践，一般医者难以有此体验。

在卷二草部桑叶"祛风明目"下，汪昂不仅记载具有除湿祛风、乌须明目功效的扶桑丸（桑叶、黑芝麻等分，蜜丸），而且介绍一位84岁夜里能够看清小字的老人，其经验是每年9月23日用桑叶煎水洗眼睛。在桑叶"末服止盗汗"之下，记载严州有一位僧人，每天晚上睡觉时全身大量盗汗，清晨起床，衣服被子全部被汗水湿透，持续20年未愈。监寺介绍采取带露桑叶，焙干为末，空腹用米汤调下二钱，如此几天后盗汗就痊愈了。以此证实桑叶明目止盗汗的功效。车前子治"暑湿泻痢"下，记载车前子末治愈宋代翰林欧阳修暴泻案："欧阳文忠患暴下，国医不能愈。夫人曰：市有药，三文一帖，甚效。公不肯服，夫人杂他药进之，一服而愈。问其方，乃车前子为末，米饮下二钱。一云此药利水而不动气，水道利则清浊分，谷脏自止矣。"

医药书籍大多纯属学术内容，内容比较枯燥。为了增强其趣味性，提高其可读性，帮助读者理解和掌握药物性能，汪昂《本草备要》中引述了大量人文轶事加以佐证。例如，在卷四鳞介鱼虫部蛤粉下，记载李防御用三文钱蛤粉治愈宋徽宗宠妃咳嗽案："宋徽宗宠妃病痰嗽，面肿不寐。李防御治之三日不效，当诛。李技穷忧泣，忽闻市人卖嗽药，一文一帖，吃了今夜得睡。色淡碧。李市之。恐药猛悍，先自试，觉无害，遂并三帖为一以进。妃服之，是夕寝安嗽止，面肿亦消。帝大悦，赐直万金。李不知其方，惧得罪，伺得市人，重价求之，乃蚌壳研粉，少加青黛也。《圣惠方》白蚬壳研粉，米饮调，治咳嗽不止。"

又如：黄精食之"气满而不饥"，白及服之使"肺损者能复生"，金银花治"痈疽疥癣、杨梅恶疮"，食梨二担治愈消渴，木瓜病瘴闭致"舟人皆不得溺"，枳椇子止渴除烦、解酒毒治酒毒、房劳、热病及消渴，胡桃可除"虚寒喘嗽"，赤小豆"敷一切疮疽"，硫黄"化五金能干汞"等，均附有生动形象的案例故事。这些故事，或选自文献典故，或取自民间传说，或为日常真人真事；有成功的记载，也有失败的教训；寓有很深的医理，也有一定的学术内涵。说故事永远比讲道理容易传播，以故事为载体的中医药学知识，有助于习医读者理解应用，对加深药物功效、主治的记忆有很大的帮助。

（6）文辞浅显易懂，便于携带阅读

汪昂本非岐黄家，中年弃儒从医，且学无师授，故其对非业医、自学者阅览医籍之不便有深刻的体会。其根据自己的体验而撰著《本草备要》等医书，"篇章虽约，词旨详明，携带不难，简阅甚便。"(《本草备要·凡例》) 作者对所述药性病证中的生僻字词均给予解释注音，如卷一草部丹参条下："癥瘕，音'征加'。癥者有块可征，瘕者假也，移动聚散无常，皆血病。"对某些症状产生的机理也给予详细阐释。如夏枯草条下云"目珠夜痛，楼全善曰：目珠连目本，即目系也。夜痛及点苦寒药更甚者，夜与寒皆阴也，夏枯气禀纯阳；补厥阴血脉，故治此如神，以阳和阴也。按目白珠属阳，故昼痛，点苦寒药则效；黑珠属阴，故夜痛，点苦寒药反剧。"对某些病证的症状也给予必要的阐释。如桔梗条下云："痉痫湿痹，项背强直，手足反张曰痉；湿流关节，痛而烦曰湿痹。"对某些容易造成误用的药物予以鉴别，如细辛条下云："味极辛，产华阴者真，杜蘅、鬼督邮、徐长卿皆可乱之。"

《本草备要》以实用为目的，仅载临床常用药物，且内容简要，故篇幅较小，携带方便。汪昂曾经建议不懂医术之人亦应保存一本于家中，以备情况紧急时参阅。汪昂采用这种独具匠心的编辑方法，与其从事出版工作是分不开的。他曾开有"延禧堂"刻坊，参与了诸多出版活动。他撰著的

"内经、本草、方解、汤头数书，皆另为体裁，别开径路，以发前贤未竟之旨，启后人便易之门"（《本草备要·凡例》），而使其成为清代最为普及的中医药学读本。

2.《本草备要》学术成就与贡献

《本草备要》博采百家之长，以辑要的方式对本草学详加笺释，并着眼于普及，简要而实用，被认为是"清代流传最广的普及性本草学著作"。概括其学术成就如下。

（1）提出新的学术观点

汪昂在《本草备要》中，提出诸多新的学术观点，对后世中医药学的发展，产生了积极的推动作用。

①注本草先注病证

医药一家，药为医用。中医学具有理法方药一线贯通的特点，《本草备要》虽属药物学专书，但欲讲清药理，必须联系中医基础理论知识和临床知识。汪昂还注意到"本草一书，读之率欲睡欲卧"的弊端，其原因主要是"未尝阐发其理，使读之者有义味可咀嚼也"（《本草备要·凡例》）。故要提高本草著作的可读性，就必须联系临床实际，医药合参。故该书凡例明言："注本草者，当先注病证。不然，病之未明，药为何有？"汪昂编撰《本草备要》，借鉴了《本草纲目》《本草经疏》的体例，"释药而兼释病""辨析病源，训解药性""药性病情，互相阐发，以便资用"。每论一药，不仅介绍了药物的性味归经、功效主治，更引用了大量临床诊疗学内容，包括内外妇儿临床各科，涉及数十种疾病，本着辨证论治的原则给予细致阐释。例如，桔梗条下，首先概括出桔梗具有"宣通气血，泻火散寒，载药上浮"等功效；性味归经为"苦辛而平，色白属金，入肺（气分）泻热，兼入手少阴心、足阳明胃经。"有升提气血，表散寒邪，清利头目咽喉，开胸膈滞气等作用；临床"凡痰壅喘促，鼻塞（肺气不利），目赤，喉痹咽痛（两少阴火），齿痛（阳明风热），口疮，肺痈干咳（火郁在肺），胸膈刺痛（火郁上焦），下痢腹痛，腹满肠鸣（肺火郁于大肠），并宜桔梗开之。"

此外，还介绍王好古"加味甘桔汤"的随症化裁运用："失音加诃子，声不出加半夏，上气加陈皮，涎嗽加知母、贝母，咳渴加五味，酒毒加葛根，少气加人参，呕加半夏、生姜，吐脓血加紫菀，肺痿加阿胶，胸膈不利加枳壳，痞满加枳实，目赤加栀子、大黄，面肿加茯苓，肤痛加黄芪，发斑加荆防，疫毒加牛蒡、大黄，不得眠加栀子"（《本草备要·卷一·草部》）。如此，就系统地介绍了桔梗的临床运用范围。

汪昂论柴胡曰："人第知柴胡能发表，而不知柴胡最能和里，故劳药血药，往往用之。补中益气汤、逍遥散，皆用柴胡，取其和中，皆非解表也。"在言其为足少阳表药，即注释曰："胆为清净之府，无出无入，其经在表在里，法当和解，小柴胡汤之属是也。若病在太阳，服之太早，则引贼入门。若病入阴经，复服柴胡，则重虚其表，最宜详慎。"

密切联系临床实际是《本草备要》的一大特点。例如，在威灵仙条下，提出痛风宜"顺气、清痰、搜风、散湿、养血、祛瘀"治疗六法；对川芎治疗头痛提出"加各经引经药：太阳羌活、阳明白芷、少阳柴胡、太阴苍术、少阴细辛、厥阴吴茱萸"等，对临床实践具有重要指导意义。汪昂释药诠证论病，言简意赅，取舍得当。如在石膏条下，针对其辛甘大寒，主治阳明气分大热证，强调"阴虚发热及脾胃虚寒，伤寒阴盛格阳，内寒外热，类白虎汤证"者，皆不可与之；若误用之，必致不良后果。借此，汪昂又结合《内经》理论及小便、口舌详辨真寒假热、真热假寒二证。其谓："阴盛格阳、阳盛格阴二证，至为难辨。盖阴盛极而格阳于外，外热而内寒；阳盛极而格阴于外，外冷而内热。经所谓重阴必阳、重阳必阴，重寒则热、重热则寒是也。当于小便分之。便清者，外虽燥热而中实寒；便赤者，外虽厥冷而内实热也。再有口中之润燥，及口苔之浅深，苔黄黑者，为热，宜白虎汤。然亦有舌黑属寒者，舌无芒刺，口无津液也，急宜温之，误投寒剂即死矣。"

汪昂精通中医理论，撰著《本草备要》，贯彻医药合参、释药论病原则。每论一药，必运用中医理论阐释该药性味归经、功效，特别注意结合临床运用阐发药性，更加入了大量的临床治疗学内容，使药性病情，互相阐发，将理法方药熔为一炉，是本书的特色之一。由于该书切合实际，突出临床应用，大大提高了该书的实用价值，同时也增加其可读性，使其成为流传最广的普及性本草学著作。

②甘草重用

汪昂对仲景经方极为推崇，对仲景学术有极深的造诣。而明末清初正是温病学大发展的时代，用药轻清灵则是温病学家的显著特点，所以当时医家之用药，多采用轻量。例如，甘草味甘"有补有泻，能表能里，可升可降""生用气平，补脾胃不足而泻心火；炙用气温，补三焦元气而散表寒。入和剂则补益，入汗剂则解肌，入凉剂则泻邪热，入峻剂则缓正气，入润剂则养阴血。能协和诸药，使之不争，通行十二经，解百药毒，故有国老之称。"（《本草备要·卷一·草部》）甘草是临床使用是最广泛的中药之一，在仲景《伤寒论》《金匮要略》两书中，用甘草者多达250余方。但是由于长期的用药习惯，甘草在方剂中多被用作佐使，一般医生拘于此而用量往往较少。汪昂以仲景经方为例，强调药量必须根据药物在方剂中的地位而定，如果甘草用作君臣药时，则须重用，方能见效。在《本草备要》甘草条下指出："甘草之功用如是。故仲景有甘草汤、甘草芍药汤、甘草茯苓汤、炙甘草汤，以及桂枝、麻黄、葛根、青龙、理中、四逆、调胃、建中、柴胡、白虎等汤，无不重用甘草，赞助成功。即如后人益气、补中、泻火、解毒诸剂，皆倚甘草为君，必须重用，方能见效，此古法也。奈何时师每用甘草不过二三分而止，不知始自何人，相习成风，牢不可破，殊属可笑。附记于此，以正其失。"考察仲景诸方对甘草的用法，炙甘草汤、桂枝甘草汤、甘草泻心汤、甘草干姜汤、芍药甘草汤等方每剂各重用甘草至四两（合今约56g），用量最轻的防己黄芪汤也用至半两（合今约7g）。综合仲景应用甘草诸方，可概括其功用为："泻火解毒，止咳化痰，补气强心，缓和药性，补胃除痞，缓急定痛，甘温扶阳等"。仲景重用甘草主要是益气温中、甘辛化阳、甘酸化阴缓急；其次是调和营卫、健脾和胃、平调寒热；小量甘草则是调和诸药。现代药理研究证明，甘草 1 ～ 2g 在药方内起调和作用，用到5 ～ 10g 就有温胃养心的功能，用到30g 以上就有类似激素样反应了。故用甘草以调和诸药，"二三分"用量（3g）即可；但凡虚寒里证，需补中益气、甘辛化阳、甘酸化阴等，作为君、臣药使用时，则必须要重用甘草；及至调和营卫、健脾和胃、止咳化痰等，作为使药运用时，甘草用量也需稍重。总当，要根据药物在方剂中的地位，使其能发挥出本身所特有的疗效为依据而确定用量。由此可知，汪昂并非如同当时大多医者盲目跟风，一味追求用药量轻，他考据严谨，有理有据，纠正时弊，值得现代中医临床借鉴。

③治痛风六法

痛风是一种感受风寒湿热诸邪，夹痰兼瘀痹着经脉，流注筋骨关节的顽疾，临床疗效欠佳。该病多发生于气候寒冷、潮湿或湿热郁蒸的环境下。生活于皖南一带的汪昂，对痛风病的辨治体会颇深。桂枝辛甘而温，气薄升浮，解肌祛风，温经通脉，是治疗风湿痹证的要药。汪昂在《本草备要》木部桂枝主治"手足痛风"下曰："痛风有风痰、风湿、湿痰、瘀血、气虚、血虚之异，桂枝用作引经。"强调痛风之治疗，首先要明辨其病因病机，桂枝针对不同类型的痛风病证，配伍方中可以作为祛风通经的引经药。威灵仙行气祛风，辛散温通，其性善走，能宣疏五脏，行十二经络，是主治

"中风痛风，头风顽痹"的要药。在草部威灵仙条下，汪昂特别注曰："痛风当分新久，新痛属寒，宜辛温药；久痛属热，宜清凉药""大法宜顺气、清痰、搜风、散湿、养血、去瘀为要。"（《本草备要·卷一·草部》）汪昂提出痛风治疗原则，首倡痛风治疗六法，虽未出具体方剂，但已明确审因论治，足以为临床辨治痛风、认识病机、消除病因以及根据病因用药提供了依据。

④治腹泻九法

李中梓在《医宗必读》第七卷"泄泻"中，提出著名的治泻九法，即淡渗、升提、清凉、疏利、甘缓、酸收、燥脾、温肾、固涩等。汪昂在《本草备要》中结合临床实践，借阐释白术功效主治的同时，根据病因将泄泻分为湿泻、火泻、食泻、气虚泻、热不杀谷泻、脾虚泻、肾虚泻、积痰壅滞泻、伤风泻九种。指出"凡水泻，湿也。腹痛肠鸣而泻，火也。痛甚而泻，泻而痛减者食也。完谷不化气虚也。在伤寒下利，则为邪热不杀谷也。久泻名脾泄，肾虚而命火衰，不能生土也。有积痰壅滞，肺气不能下降，大肠虚而作泻者宜豁痰。有伤风泄泻者宜散风。"（《本草备要·卷一·草部》）在此，汪昂提出九泻理论，不仅丰富了泄泻的辨证分型，而且对临床审证求因，辨证论治提供了有益的借鉴。同时还强调"如脾虚湿泻者宜白术"，即白术仅仅适用于脾虚湿盛之泄泻。

（2）完善中药理论，质疑十八反

十八反药对在临床是否能够同用，历代医家见解不一。

汪昂撰著《本草备要》，对中药配伍禁忌十八反的传统观点虽持肯定态度，但是对某些具体药对则持质疑态度。例如，草部甘草项下，首先载其"反大戟芫花甘遂海藻"后，又强调"然亦有并用者"。举例"胡洽治痰癖，十枣汤加甘草；东垣治结核，与海藻同用；丹溪治劳瘵，莲心饮与芫花同行，非妙达精微者，不知此理。"（《本草备要·卷一·草部》）此外，在海藻、大戟、甘遂、芫花项下，皆载其"反甘草"；海藻下又云："东垣治瘰疬马刀，海藻甘草并用，盖激之以溃坚也。"（《本草备要·卷一·草部》）甘遂下又云："张仲景治心下留饮，与甘草同用，取其相反以立功也；有治水肿及肿毒者，以甘遂末敷肿处，浓煎甘草汤服之，其肿立消，二物相反，感应如此。"（《本草备要·卷二·草部》）汪昂引经据典，根据事实，说明古人亦有运用反药配伍取效者。强调医者必须精通医理、药理，不可一概而论。

（3）留存大量资料

①临床资料

中医学有大量宝贵经验存留于医家的临床医案中，《本草备要》中转引了大量的清代以前著名医家的医疗经验。这些医案引文"采集诸家，悉存原名，使可考据"，汪昂之目的是为了说明药性、医理，佐证其学术观点，却为后世留存了大量可供参考的临床资料。例如，《本草备要·草部·牵牛》记载李时珍运用牵牛为主治愈老年妇人肠结案及外甥二便不通案："一妇肠结，年几六十，服养血润燥药则泥结、服硝黄药则若罔知。如此三十余年。其人体肥膏粱多郁，日吐酸痰乃宽。此乃三焦气滞，有升无降、津液皆化为痰，不能下润肠腑，非血燥也。润剂滞腻，硝黄入血；不能入气，故无效。用牵牛为末、皂角膏丸。才服便通。外甥素多酒色，病二便不通，胀痛呻吟七昼夜，用通利药不效。予言此乃湿热之邪在精，道路壅塞，病在二阴之间，故前阻小便，后阻大便。病不在大肠膀胱也。用楝实、茴香、穿山甲诸药，倍牵牛。三服而平。"在木部椿樗白皮下，引用寇氏案："一妇年四十余，耽饮无度，多食鱼蟹，积毒在脏，日夜二三十泻，便与脓血杂下，大肠连肛门甚痛。用止血痢药不效；用肠风药益甚，盖肠风有血无脓也。服热药，腹愈痛，血愈下；服冷药，注泻食减；服温平药，则若不知，年余待毙。或教服人参散，樗皮、人参各一两为末，空心温酒或米饮下二钱，遂愈。"提示樗白皮苦寒清热燥湿，是治疗湿热泻痢的要药，然其性涩，主要适用于久病湿热泻痢严重者。此外，还有李时珍用蜡匮巴豆丸治愈冷积凝滞五年久泄案，缪仲醇运用桑白皮治愈鼻塞久不闻香臭案等。

药物传闻是人民群众真实的用药体验，在这些偶然的体验中往往揭示了药物的确切功效。例如，张子和载藜芦治愈妇人风痫案，"一妇病风痫，初一二年一作，后渐日作，甚至一日数作，求死而已。值岁大饥，采百草食，见野草若葱，采蒸饱食。觉不安，吐胶涎数日，约一二斗，汗出如洗，甚昏困。后遂轻健如常人。以所食葱访人，乃憨葱苗，即藜芦是矣。"（《本草备要·卷二·草部》通过此例，证实藜芦有涌吐风痰、治疗癫痫的效果。又如，"熊彦诚病前后不通，腹胀如鼓，众医莫措，遇一异人曰：此易耳，奉旋一药。即脱靴入水，探得一大螺，曰：事济矣。以盐和壳捣碎，帛系脐下一寸三分，曾未安席，恚然暴下。董守约以脚气攻注，或教捶数螺系两股，便觉冷气趋下至足，即而亦安"（《本草备要·卷四·鳞介鱼虫部》）证实田螺具有利大小便、引热下行的功效。

②药学资料

对于药物的炮制方法，汪昂在书中也保留了许多珍贵资料。如半夏条下云："韩飞霞造曲十法：一姜汁浸造，名生姜曲，治浅近诸痰。一矾水煮透，兼姜糊造，名矾曲，矾最能却水，治清水痰。一煮皂角汁，炼膏，和半夏末为曲，或加南星，或加麝香，名皂角曲，治风痰开经络。一用白芥子等分，或三分之一，竹沥和成，略加曲糊，名竹沥曲，治皮里膜外结核隐显之痰。一麻油浸半夏三五日，炒干为末，曲糊造成。油以润燥，名麻油曲，治虚热劳咳之痰。一用腊月黄牛胆汁，略加热蜜和造，名牛胆曲，治癫痫风痰。一用香附、苍术、抚芎等分，熬膏，和半夏末作曲，名开郁曲，治郁痰；一用芒硝居半夏十分之三，煮透为末，煎大黄膏和成，名硝磺曲，治中风、卒厥、伤寒宜下由于痰者。一用海粉一两、雄黄一两、半夏二两，为末炼蜜和造，名海粉曲，治积痰沉痼；一用黄牛肉煎汁炼膏，即霞天膏，和半夏末为曲，名霞天曲，治沉疴痼痰，功效最烈。"（《本草备要·卷一·草部》）

③其他资料

《本草备要》书中还保存了许多文献学资料，如附方、药物传说、医案、医药典故、药食宜忌等，不失为一部融合中医药的知识性、趣味性、文献性、通俗性为一体的药学专书。例如，黄精条下引述一则故事曰："脂川有人虐使婢，婢逃入山，拔草根食之甚美，久食不饥。夜宿树下，见草动疑为虎，上树避之，及晓而下，凌空若飞鸟。家人采薪见之，告其主，设网捕不得。或曰：此岂有仙骨？不过服食灵药耳。遂设酒馔于路，果来食之，食讫遂不能去，擒而询之，指所食之草，乃黄精也。"（《本草备要·卷一·草部》）何首乌条下引述传奇："唐时有何首乌者，祖名能嗣，父名延秀。能嗣五十八，尚无妻子，服此药七日，而思人道，娶妻连生数子。延秀服之，寿百六十岁。首乌又服之，寿百三十岁，发犹乌黑。李翱为立何首乌传。然流传虽久，服者尚少，明嘉靖初，方士邵应节进七宝美髯丹，世宗服之，连生皇子，遂盛行于世。"（《本草备要·卷一·草部》）刘寄奴草条下引述南北朝宋武帝刘裕传奇，谓"刘裕，小字寄奴。微时，曾射一蛇。明日，见童子林下捣药。问之答曰：吾王为刘寄奴所伤，合药敷之。裕曰：王何不杀之？童曰：寄奴，王者，不可杀也。比之不见，乃收药回。每遇金疮，敷之立愈。"（《本草备要·卷二·草部》）这些传奇故事情节生动，既增加了专业书籍的趣味性和可读性，同时又使人记住了黄精补益养生延寿，何首乌添精益髓、乌须发、促进生育，刘寄奴草外敷治疗金疮的功效。

再如，贝母条下云："敷恶疮。唐时有人膊上生疮如人面，能饮酒食物，亦无他苦。遍投诸药悉受之，至贝母。疮乃颦眉，灌之数日，成痂而愈。"

（《本草备要·卷一·草部》）菟丝子条下转引《老学庵笔记》所载："予族弟少服菟丝子凡数年，饮食倍常，血气充盛。忽因浴见背肿，随视随长，乃大疽也。适值金银花开，饮至数斤，肿遂消。"（《本草备要·卷二·草部》）此说证实菟丝子具有"补肝肾，益气力，肥健人"之效；"菟丝过服，尚能作痈"，也提示，药物皆有偏性，过服则致危害。同时，也证实疮家圣药金银花清热解毒、凉血消痈之疗效确切。

在《本草备要》中，汪昂借阐释药理之际，记载并保存了大量的"精句"。诸如丹参"为女科要药""一味丹参散，功同四物汤"；三七"为金疮杖疮要药"；荆芥为"风病血病疮家圣药"；连翘"为十二经疮家圣药"；黄芩"得白术安胎之圣药"；香附"乃气病之总司，女科之仙药"；"穿山甲、王不留，妇人服之乳长流"；"桂枝下咽阳盛则毙，承气入胃阴盛则亡"；生姜为"呕家圣药"等。这些内容，都是古代医家在长期用药实践过程中归纳出的宝贵经验之结晶，言简意赅而便于记忆，对临床用药具有针对性的指导作用。

（4）收录新品药物

《本草备要》初刊载药 402 味；康熙三十三年（1694）以《增补本草备要》一书刊行，增药至 479 味，加上附注药物达 530 味左右。其中，新增品种：草部 27 种，木部 6 种，果部 9 种，谷菜部 4 种，金石水土部 4 种，禽兽部 6 种，鳞介鱼虫部 7 种，计 63 种。

从《神农本草经》开始，两千余年以来，随着人们临床实践的不断深入，不断发现新药；加之中外交流，海外药物的不断传入，使得中医药物学的发展非常迅速，历代本草著作均不断地增加、扩充。汪昂在撰著《本草备要》时，也注意收录临床常用新药。例如，在《本草备要·卷一·草部》新增"烟草"一味。据《中华本草》记载，中医古籍最早收录烟草者，是明·兰茂所撰《滇南本草》。

汪昂生活在安徽、浙江沿海一带，当时也较早接触烟草，并将其收入《本草备要·卷一·草部》。其谓："烟草，新增。宣，行气辟寒。辛温有毒，治风寒湿痹，滞气停痰，山岚瘴雾。其气入口，不循常度，顷刻而周一身，令人通体俱快，醒能使醉，醉能使醒；饥能使饱，饱能使饥。人以代酒代茗，终身不厌。故一名相思草。然火气熏灼，耗血损年，人自不觉耳。闽产者佳。烟筒中水，能解蛇毒。"（《本草备要·卷二·草部》）这是早期中医对烟草的认识，汪昂不仅了解烟草的治疗效果，而且亦清楚地知道烟草具有成瘾性及对人体的危害性。汪昂的这些记载，十分可贵，对于现代提倡戒烟仍有积极意义。对比可知，汪昂所述"烟草"，与《滇南本草》所载"野烟"似非一物。

《增补本草备要》收录了西洋参、东洋参等海外药物。如西洋参条下云："出大西洋佛兰西，一名佛兰参。"东洋参条下云："出东洋日本，又一种出高丽一带，与关东接壤处，亦名东洋参。"由此可见，汪昂虽耄耋之年，但仍有治学之热情，勇于接受新鲜事物之开拓精神，随着此书的流传，也得到了充分体现。

（5）辨药物之正误

由于中药品种繁多，产地各异，在长期的历史演变过程中，难免记载舛错，发生谬误。故对某些舛错和谬误进行考辨，是历代本草学者的重要任务之一。汪昂《本草备要》对药物考辨精详，品评得当，体现了新安学派的求实及训诂学的风韵。

中国兰草种类繁多，《本草备要》所选诸药以兰命名者有佩兰、泽兰、建兰、马兰，然而以兰为名者，还有春兰、秋兰、幽兰、石兰、山兰等。古时，历代本草常将兰草（佩兰）与泽兰混淆。陈藏器谓："兰草、泽兰二物同名。"李时珍《本草纲目·卷十四·草部》承其说："兰草、泽兰一类二种也。俱生水旁下湿处，二月宿根生苗成丛。紫茎素枝，赤节绿叶，叶对节生有细齿。但以茎圆节长、而叶光有歧者，为兰草；茎微方、节短而叶有毛者，为泽兰。"在《本草备要·卷一·草部》泽兰条下，汪昂引述朱熹、寇宗奭、朱丹溪、李士材、李时珍、陈遁斋、方虚谷等人论述，结合医理、地理、气候、季节等对兰草品种加以分析，指出："本经既言泽兰，则非山兰明矣；是《离骚》之秋兰，当属《本经》之泽兰无疑也……《本经》言泽兰，所以别乎山也；言兰草，明用叶而不用其花也；《骚经》言秋兰，所以别乎春也；言石兰，所以别乎泽也。愚谓秋兰当属泽兰，而春兰、石兰定是山兰。其曰幽兰，则山兰之别名，以其生于深山穷谷故也。"（《本草备要·卷二·草部》）从而否定了李时珍"泽兰、兰草一类两种"的观点。

　　再如谷菜部"稷"项下，汪氏初引陶弘景曰："稷米人亦不识，书记多云：黍与稷相似。又注黍米云：穄米与稷相似，而粒殊大，食之不宜，人发旧病。《诗》云：黍稷稻粱，禾麻菽麦，此八谷也。俗犹不能辨识，况芝英乎？按：黍、稷辨者颇多，皆无确义。李时珍曰稷、黍一类二种，黏者为黍，不黏者为稷。昂谓：诗人既云八谷，何必取一类者强分二种，是仍为七谷矣。盖穄稷同音，故世妄谓穄为稷。不知穄乃黍类似粟，而粒大疏散，乃北方下谷，南土全无，北人亦不之重，安能度越粳、糯而高踞八谷之上乎？陶氏所说，因是穄黍，所以疑也。若稷当属高大如芦，世之所谓芦稷者，实既香美，性复中和，杆又高大，所以能为五谷之长，而先王以之名官也。况穄黍所生不偏，而芦稷薄海蕃滋。《本草》乃指芦稷为蜀黍，其名义亦不伦矣。此实从来之误，敢为正之，以质明者。又芦稷最能和中，煎汤温服，治霍乱吐泻如神。昂尝病腹中秋唧，经两月，有友人见招，饮以芦稷烧酒一醉，而积病畅然。性之中和，又可见矣。"稷，是一种古代普遍种植的农作物。《诗经》中往往黍稷连称，周族的祖先称为"后稷"，因此古人以稷为百谷之长。但是黍和稷到底是一种作物或者是两种不同的作物？从古到今，众说纷纭，争论不休。例如，南北朝陶弘景曾谓"黍与稷相似"；李时珍《本草纲目》则以稷为黍类，不黏者为稷，黏者为黍。汪昂结合生活实践，详加辨析。谓穄乃"黍类似粟，而粒大疏散，乃北方下谷"。据考，穄黍是一年生草本植物，即不黏的黍类，又名"糜子"。汪昂结合生活体验，从稷"甘平益气和中，宣脾利胃"功效角度，提出"芦稷最能和中"，故认为"稷"当属"高大如芦，世之所谓芦稷者"。考芦稷，是高粱的一个变种，又称芦粟。汪昂对稷谷之辨析，涉及古今名家论述，最后以亲尝而定性，无论见解是否正确，足见其求实之学风。

在中医本草学的发展过程中，由于多种原因导致部分药物名称混乱或名实不符，如果不了解这些药物名称的演变，往往给后世医家临床运用造成不便，甚至用错药。例如，木通与通草是基原不同、性味、功效有别的两味药，由于历史原因造成古今名实不符，医者若不详究，临证使用某些古方往往出错。考通草出自于《神农本草经》，谓其"味辛平，主去恶虫，除脾胃寒热，通利九窍血脉关节，令人不忘。一名附支。"其后，陶弘景又详述其形态特征，谓其"绕树藤生，汁白，茎有细孔，两头皆通，含一头吹之，则气出彼头者良。或云即菖藤茎。"以其"藤有细孔，两头皆通"，故名通草。由此可知，古通草又名附支，菖藤，系藤本植物的木质茎。通脱木出自唐代中期陈藏器的《本草拾遗·卷四·木部》，谓"通脱木，无毒，生山侧，叶似蓖麻，心中有瓤，轻白可爱，女工取以饰物……今俗亦名通草"。《本草纲目·草部第十八卷·通脱木》记载：因其"白瓤中藏，脱木而得，故名通脱"。可知通脱木亦俗称通草，为灌木植物的茎髓，色白质轻。

通脱木，民间亦俗称通草，在长期历史沿革过程中，人们逐渐因俗为名，而将其俗名作药名正式记载使用，为了与古通草区别，则将古通草更名为木通。由于通草所指代药物的改变，使古籍记载和当时应用名实不符，唐以前古医方所载之通草皆是"木通"。汪昂通过辨析正误后，在《本草备要》中说明之。在草部木通条下注曰"古名通草"；而在"通草"条下注曰"古名通脱木"，清晰无误地指出两药的名实演变。同时，在防己条下，汪昂引用"《十剂》曰：通可去滞，通草、防己之属是也"后，解释道："通草即木通，是徐之才亦以行水者……木通甘淡，泻气分湿热"。汪昂所注，足以引起后世医药学家的重视和注意。

（6）《本草备要》之不足

当然，由于条件的限制和历史的局限性，从现代的角度来看，汪昂撰著《本草备要》一书，也难免存在某些不足之处。例如，凡例曾云："阴阳、升降、浮沉已详于药性总义中，故每药品之下，不加重注"（《本草备要·卷一·草部》），实则总义之升降浮沉针对的是生理状态，根据的是"顺应时气，以养天和"的四时养生理论；而具体药物治病则对应病气，逆其病势而行，针对的是病理状态，故在具体药物中较少论述升降浮沉，即或论及者如甘菊花、款冬花、苍术、葛根、柴胡之类，也与总义不尽相符。再如，对某些药物品种、产地、性状、采集的论述，大多沿袭文献，而与实际情况不符，甚至有个别是错误的。

例如，在女贞子条下谓："女贞、冬青，本草作二种，实一物也。"《本草备药·卷三·木部》根据现代植物学考证，女贞为唇形目木犀科女贞属常绿灌木或小乔木，也称女桢、女贞实、桢木、冬青子；成熟果实晒干即为中药女贞子，性凉，味甘苦，具有明目、乌发、补肝肾等功效，冬青为卫矛目冬青科冬青属常绿乔木，又名冻青，其叶又名"四季青"。冬青树的叶、根、皮、果实都可入药，性寒苦涩，具有凉血止血、清热解毒等功效。内服可治感冒、肺热咳嗽、咽喉肿痛、小便淋沥、泻痢、热疖痈肿等。外用可治水火烫伤、外伤出血、下肢溃疡等。由此可知，女贞、冬青，二者并非一种植物。汪昂误将这二种认为是一物的原因，大概由于女贞子亦别名"冬青子"的缘故。

另如，海狗肾条下言："海狗肾，一名腽肭脐，补肾助阳。"注曰："或曰连脐取下，故名脐；或曰腽肭兽之脐也。昂按：两名不类，恐一是海鱼之肾，一乃山兽之脐也。"（《本草备要·卷四·鳞介鱼虫部》）海狗俗名海熊、腽肭兽。海狗肾多为海狮科动物海狗和海豹科动物斑海豹、点斑海豹的阴茎和睾丸。性味甘，大温，无毒。具有暖肾壮阳，益精补髓的功效。主治虚损劳伤、阳痿精衰、早泄、腰膝痿弱、心腹疼痛等病证。按日本阿伊努人语言对海狗称谓的谐音译为"腽肭"，将此动物称为腽肭兽，该药亦名"腽肭脐"。故海狗肾、腽肭脐，实为一物。汪昂可能不了解海兽及该药的来源，故有上述推论之误。

此外，还有谓白芍药、赤芍药"赤白各随花色"，实则与花色无关。草豆蔻、草果"虽是一物，微有不同"。此二药实非一物，草豆蔻是姜科植物草豆蔻的干燥近成熟种子；草果是姜科豆蔻属植物草果干燥成熟的果实。丁香"有雌雄二种"，实则公丁香为桃金娘科丁香未开放的花蕾，母丁香为为桃金娘科植物丁香的成熟果实。

虽然《本草备要》中有一些舛错之处，但瑕不掩瑜，全书选药适当，医药互参，切合临床，深入浅出，通俗易懂，体裁新颖，编排合理，确实是一本值得认真研读的中药学入门专著。

（三）本草学应用特色

1. 药性思辨

（1）"龙脑体热而用凉"论

《本草备要·卷三木部·冰片》载："冰片，一名龙脑香。宣，通窍，散火。辛温，香窜善走能散……通诸窍，散郁火。"汪昂引王纶语（龙脑）"世人误以为寒，不知辛散性甚，似乎凉耳。诸香皆属阳，岂有香之至者而反寒乎？昂幼时曾问家叔建候公云：姜性何如？叔曰：体热而用凉。盖味辛者多热，然风热必藉辛以散之，风热散则凉矣。此本草所云冰片性寒之义，向未有发明之者，附记于此"。

关于冰片之药性，历来众说纷纭。《名医别录》有载，但仅有主治、用法而缺"气味"。唐代《新修本草》载："龙脑香，味辛苦，微寒。一云温、平、无毒。"宋代《证类本草》延用了《新修本草》一药多性的说法。金元时期，张元素说"龙脑香性热"，朱丹溪说"龙脑属火"，又说："世知其寒而通利，然未达其热而轻浮飞越。"

从金元之张元素到明代之王纶，皆主冰片药性之"温热说"。李时珍《本草纲目》及缪希雍《神农本草经疏》也支持王纶的见解。李时珍说："目病、惊痫、痘病，皆火病也。火郁则发之，从治之法，辛主发散故尔。"在论及消石之药性时指出"冰片不属寒性"。汪昂从家叔论生姜药性"体热而用凉"中得到启发，在李时珍"火郁则发之，从治之法，辛主发散故尔"的基础上，明确地提出了"味辛者多热，然风热必藉辛以散之，风热散则凉矣"的理论，首次以"体温而用凉"之论解释和说明"本草所云冰片性寒之义"。

汪昂在《本草备要·木部·冰片》条下载其功效"宣，通窍，散火"。其性味归经及药物特点"辛温，香窜善走能散，先入肺，传于心脾而透骨，通诸窍，散郁火。"临床可以主治"惊痫痰迷，目赤肤翳，耳聋鼻瘜，喉痹舌出，骨痛齿痛，痘陷产难，三虫五痔"等病证。最后对历代医家所谓冰片寒性论提出质疑，特引王纶语"世人误以为寒，不知辛散性甚，似乎凉耳。诸香皆属阳，岂有香之至者而反寒乎？"同时介绍自己的理解："昂幼时曾问家叔建候公云：姜性何如？叔曰：体热而用凉。盖味辛者多热，然风热必藉辛以散之，风热散则凉矣。此本草所云冰片性寒之义，向未有发明之者，附记于此。"

"体"和"用"本是中国哲学的一对范畴，即指"本体"和"作用"。

"休"是最根本的、内在的、本质的属性;"用"则是指"体"的外在表现,即表象和作用。中医学常以"体"和"用"来说明某些复杂的、内在本质属性与外在表象、作用不一致的现象。例如,肝为五脏之一,为血海而藏血,血为阴,故肝体属阴;肝主疏泄,内寄相火,风木之脏,其气主升主动,又主筋而司运动,故其作用属阳,因此中医基础理论有肝体阴而用阳之说。在《本草备要》中,汪昂从冰片辛香极盛的药味特点入手,由"体"和"用"两方面提出冰片"体热而用凉"的药性特点,对后世医者正确理解冰片的药性,掌握其功效主治具有很好的启发意义。

汪昂以后,另一位新安医学家汪绂《医林纂要》仍持"冰片终归阴寒"之见,认为辛香药有性温者也有性寒者,不可一概而论通作"性温"。其实,自古时起冰片的使用就不讲究"气之寒温",而是重在味之辛散。而汪昂首倡"体温而用凉"论,能够自圆其说、自成体系。推而论之,桂枝之辛温解肌用于温病,荆、防、苏、桂等辛温发散用于风温初起,诸如此类亦皆可以"体温而用凉"加以解释,尽管荆、防、苏、桂之类并无性温、性寒之分歧。

(2)"法象药理"说

法自然之象,推衍药物的作用原理,此即法象药理。法象药理是中医学传统的论证方法,认为药物的功用是由其形、色、味、体、质、所生之地、所成之时等自然特征决定的,因此采用比类取象、类比推理的方法,以五行、五色、五味、五性、入药部位、药材形状来解释药物的作用原理。

汪昂在阐释药物功效及其致效之机理时,多遵法象药理。《本草备要·药性总义》中称:"凡药,轻虚者浮而升,重实者沉而降。味薄者升而生,象春气薄者降而收。象秋气厚者浮而长,象夏味厚者沉而藏。象冬味平者化而成。象土气厚味薄者浮而升,味厚气薄者沉而降;气味俱厚者能浮能沉,气味俱薄者可升可降。酸咸无升,辛甘无降,寒无浮,热无沉。

此升降浮沉之义也。李时珍曰：升者引之以咸寒，则沉而直达下焦。沉者引之以酒，则浮而上至颠顶。一物之中，有根升梢降，生升熟降者，是升降在物亦在人也。""凡药，根之在土中者，半身以上则上升，半身以下则下降。以生苗者为根，以入土者为梢，上焦用根，下焦用梢，半身以上用头，中焦用身，半身以下用梢，虽一药而根梢各别，用之或差，服亦罔效。药之为枝者达四肢。为皮者达皮肤，为心为干者内行脏腑。质之轻者上入心肺，重者下入肝肾，中空者发表，内实者攻里。枯燥者入气分，润泽者入血分。此上下内外，各以其类相从也。""凡药，色青、味酸、气臊、性属木者，皆入足厥阴肝、足少阳胆经；色赤、味苦、气焦、性属火者，皆入手少阴心、手太阳小肠经；色黄、味甘、气香、性属土者，皆入足太阴脾、足阳明胃经；色白、味辛、气腥、性属金者，皆入手太阴肺、手阳明大肠经；色黑、味咸、气腐、性属水者，皆入足少阴肾、足太阳膀胱经。""药之为物，各有形、性、气、质，其入诸经，有因形相类者，如连翘似心而入心，荔枝核似睾丸而入肾之类。有因性相从者，如属木者入肝，属水者入肾，润者走血分，燥者入气分，本天者亲上，本地者亲下之类。有因气相求者，如气香入脾，气焦入心之类。有因质相同者，如药之头入头，干入身，枝入肢，皮行皮；又如红花、苏木汁似血而入血之类。自然之理，可以意得也。"又如阐释杜仲"补肝虚，子能令母实，故兼补肾。肝充则筋健，肾充则骨强，能使筋骨相著"，谓"皮中有丝，有筋骨相著之象"。

把药物的基本性能、功效及应用与其气味厚薄、阴阳寒热、采收时月、质地色泽、入药部位以及药材性状、生熟等联系起来，认为物从其类，同形相趋，同气相求，并以其阐释说明药物的功效及作用机理，这就是"法象药理"的基本内容。"法象药理"在汪昂著作中比比皆是，这种以"法象"释药之风，"法象药理"盛行于格物释理的宋代，由来已久，并非汪昂独为。但因汪昂著作流传广远，影响也较大。

法象药理学对古代医家深入研究中药作用机理起到积极的推动作用，用于解决临证问题有一定指导意义，体现了中医学的整体观念、天人相应的思想。

2. 配伍选择

（1）"韭忌牛肉"等药食宜忌质疑

《本草备要·卷四谷菜部·韭》条下，针对古医书中"韭忌牛肉"的记载，大胆提出质疑，谓"今人常以韭菜炒牛肉，其味甚佳，未见做害"。中医药食宜忌相传已久，一些内容可见于诸多中医典籍之中。后人多因循其说，较少有人验正。汪昂不轻信前人定论，求真务实的学风值得学习。

古人在长期的生活实践中，积累了许多饮食宜忌经验，有些内容并非十分确切，但一旦记载下来，往往人云亦云，缺乏验证。例如，《金匮要略·果实菜谷禁忌篇》有"生葱不可共蜜，食之杀人，独颗蒜弥忌。""食糖蜜后，四日内食生葱蒜，令人心痛。"许多地方的群众都传说葱蒜与蜜不能同吃，吃了会药死人。汪昂辑著的《本草备要》一书中也提到葱同蜜食杀人，蒜忌蜜等。在卷七蜂蜜项下，古人有"忌葱、鲜莴苣食"的记载。汪昂按："生葱同蜜食，杀人。而莴苣蜜渍点茶者颇多，未见作害，岂醃过则无害乎？抑药忌亦有不尽然者乎？"（《本草备要·卷四·鳞介鱼虫部》）对此许多人半信半疑。曾有人用葱蘸着蜜吃，吃完后，方想起葱与蜜不能同吃，心里颇有些紧张，结果却安然无事。为了证实蜜与葱蒜同食是否对身体有害，还有人大胆地进行了多次亲口尝试，把蜜和葱蒜一起吃，结果并没有什么异常的反应。由此证明"蜜与葱蒜同食杀人"的说法是不可靠的。

（2）"药物七情畏恶"说

药物的七情畏恶，是临床使用中药配伍的重要内容，为历代医家所注重。汪昂在《本草备要·药性总义》中称："药有相须者，同类而不可离也。如黄柏、知母、破故纸、胡桃之类。相使者，我之佐使也。相恶者，夺我之能也。相畏者，受彼之制也。相反者，两不可合也。相杀者，制彼之毒也。此异同之义也。"明确指出相须、相使、相恶、相畏、相反、相杀的确切含义，对于指导临床实践具有重要意义。

在诸药物项下，又具体记载其七情畏恶情况，以便引起读者注意。例如，黄芪项下云："茯苓为使，恶龟甲、白鲜皮，畏防风。"甘草条云："白术、苦参、干漆为使，恶远志，反大戟、芫花、甘遂、海藻。"人参项下云："忌铁。茯苓为使，畏五灵脂，恶皂荚、黑豆、紫石英、人溲、咸卤，反藜芦。"

黄连项下云："黄芩、龙骨为使。恶菊花、玄参、僵蚕、白鲜皮，畏款冬、牛膝，忌猪肉。杀乌头、巴豆毒。"苍术条云："二术皆防风、地榆为使。"远志条云："畏珍珠、藜芦，得茯苓、龙骨良。"石菖蒲条云："秦艽为使，恶麻黄，忌饴糖、羊肉、铁器。"牛膝项下云："恶龟甲，畏白前，忌羊肉。"麦门冬"地黄、车前为使，恶款冬花、苦参、青葙、木耳。"半夏项下云："柴胡、射干为使。畏生姜、秦皮、龟甲、雄黄。忌羊肉、海藻、饴糖。恶皂角。反乌头。"贝母条云："厚朴、白薇为使。畏秦艽，反乌头。"附子条云："畏人参、黄芪、甘草、防风、犀角、绿豆、童便。反贝母、半夏、瓜蒌、白及、白蔹。中其毒者，黄连、犀角、甘草煎汤解之。黄土水亦可解。"

3. 用药禁忌四分法

汪昂在《本草备要》中，对药物的使用禁忌有禁用、忌用、勿用、产生毒副作用四种表述方法。

禁用：就是绝对禁止使用，即患者用药后会产生严重不良反应或中毒，此属绝对禁忌。例如，白术项下曰："血燥无湿者禁用。能生脓作痛，溃疡忌之。"桃仁项下曰："血不足者禁用。"青皮项下曰："有汗及气虚者禁用。"天南星项下云："阴虚燥痰禁用。"牛膝项下云："然性下行而滑窍，梦遗失精及脾虚下陷，因而腿膝肿痛者禁用。"大黄项下云："若病在气分，胃虚血弱人禁用。"黄芩项下云："过服损胃，血虚寒中者禁用。"黄连项下云："虚寒为病者禁用。"

忌用： 有避免使用的意思。因个体差异，药物会给某些患者带来不良后果，故需避免使用，属相对禁忌。例如，大枣、甘草项下云："中满证忌之"。苍术项下云："燥结，多汗者忌用。"五味子项下云："嗽初起，脉数，有实火者忌用。"天门冬项下云："性冷利，胃虚无热及泻者忌用。"当归项下云："然滑大肠，泄者忌用"。玄参项下云："脾虚泄泻者忌用。"

勿用： 含尽量避免使用的意思，属相对禁忌。莲子项下云："大便燥者勿服。"

副作用： 指因某些药物的特性而不宜多用，多用则易发生不良反应或副作用。例如，知母项下曰："然苦寒伤胃而滑肠，多服令人泻。"葶苈项下云："久服令人虚。"木瓜项下云："多食损齿，病癃闭。"乌梅项下云："多食损齿伤筋。"

4. 煎服法探析

（1）对服药先后的质疑

历来对药物成分消化吸收状况的文字记载不多，汪昂认为药物的消化吸收同食物一样，在《医方集解·凡例》指出："凡人饮食入腹，皆受纳于胃中，胃气散精于脾，脾复传精于肺，肺主治节，然后分布于五脏六腑，是胃乃人身分金之炉也。未有药不入胃，而能即至于六经者也。"这种思想虽然源自《素问·经脉别论》"饮入于胃，游溢精气，上输于脾；脾气散精，上归于肺，通调水道，下输膀胱，水精四布，五经并行"的饮食消化吸收过程，但是他将其进一步诠释，并推演至药物的消化吸收，可以说是在继承基础上的发扬。

中医传统认为，服药时间及服药方法应根据病位、病性、病情、病势等疾病具体情况而定。元·王好古《汤液本草》曾说："药气与食气不欲相逢，食气消则服药，药气消则进食，所谓食前食后盖有义在其中也。"特别强调"古人服药有法"，如"病在心上者，先食而后药。病在心下者，先药而后食。病在四肢者，宜饥食而在旦。病在骨髓者，宜饱食而在夜。"

《神农本草经·序录》曾载："病在胸膈以上者，先食后服药；病在心腹以下者，先服药而后食；病在四肢血脉者，宜空腹而在旦；病在骨髓者，宜饱满而在夜。"

汪昂对这种沿习已久的服药法表示怀疑。指出："服药节度，有食前、食后之分，古今相传，罔敢或异。愚意窃谓不然……未闻心药饮至心间而即可入心，肺药饮至肺间而即能入肺者，若上膈之药，食后服之，胃中先为别食所填塞，须待前食化完，方能及后药，是欲速而反缓矣。且经脉在肉理之中，药之糟粕如何能到？其到者不过气味耳。若云上膈之药须令在上，下膈之药须令在下，则治头之药必须入头，治足之药必须入足乎？"（《医方集解·自序》）他敢于对传统经典论断加以批评，并提出自己的观点，这种不拘古说的精神值得我们学习。

（2）药露力薄断难依仗说

汪昂吸收西方医疗技术采用扬弃的态度，对于其不适合临床的部分做出中肯的评价。如当时西方的"药露疗法"已传入中国，汪昂于《增补本草备要》卷五金石水土部后载"各种药露"，首言其功效为"清暑化热，和中利膈"；后言其"芳香清冽，和中利膈，清暑化热，有气无质，能透窍入络，疏瀹灵府。各种不同，各以药性为用。代茶最妙"。并收载金银花露、薄荷露、玫瑰露、佛手露、香橼露、金橘橙子露、桂花露、茉莉露、蔷薇露、兰花露、鸡露、米露、鲜稻露、姜露、椒露、丁香露、梅露、地骨皮露、藿香露、白荷花露、桑叶露、夏枯草露、枇杷露、甘菊花露24种药露，详述各种药露的性味、功效。

明清之际，西方药露治病之法传入中国，汪昂较早接受了这一西方药学剂型，同时亦客观地指出"其力最薄，今人用以入药，断难倚仗"。汪昂的判断是正确的，实践证明，因无特别疗效，西洋药露疗法并未对中医治疗产生重要影响。

（四）方剂学研究特色

1.《医方集解》

《医方集解》创立了以方剂功效为主，兼及治法病因专科病证的综合分类法。汪昂"裒（聚集之意）合诸家，会集众说，由博返约"，仿陈无择、吴崑遗意，并加以充实、发挥而撰成《医方集解》一书。该书"先详受病之由，次解用药之意，而又博采硕论名言，分别宜用忌用"，以期达到"辨证论方，使知受病有原因，治疗有轨则，庶几乎居读之，可使心理通明，临病考之，不致攻补误用，脱遇庸劣之手，既可据证以校方，设处穷僻之乡，不难检方以用药。"是一部承前启后，由博返约，便于临床实用的方剂学专著。

（1）《医方集解》的编写特点

①综合分类，门分二十二剂

随中医学的发展与成熟，中医方剂学有多种不同的分类方法。例如，《五十二病方》《外台秘要》等按病证归类方剂；孙思邈《千金方》则按脏腑归类方剂；《内经》以方剂药味多少为依据，有"大、小、缓、急、奇、偶、复七方"之名；北齐·徐之才以方剂的功用为依据，有"宣、通、补、泄、轻、重、滑、涩、燥、湿十剂"之说，宋·寇宗奭在十剂基础上加入寒、热则为"十二剂"，至明·徐春甫《医学捷径六书》《古今医统大全》又在十剂基础上加入调、和、解、利、寒、温、暑、火、平、夺、安、缓、淡、清则成"二十四剂"；张介宾《景岳全书》则按治法类方，有补、和、攻、散、寒、热、固、因"八阵"说等。上述诸种分类法有其合理的一面，但均欠完备。

汪昂综合分析古人多种方剂分类方法的优缺点，在充分汲取前人成功经验的基础上，合众家之长，扬长避短，创立了方剂学的治法功效病证专科综合分类法。全书以此为依据，把所选方剂分为补养、发表、涌吐、攻里、表里、和解、理气、理血、祛风、祛寒、清暑、利湿、润燥、泻火、除痰、消导、收涩、杀虫、明目、痈疡、经产、救急22类。这种分类方法，分目较详，各剂之名称能突出该类方剂的主要功效，较为醒目地说明该类方剂的性质。22类方剂中，包括了汗、吐、下、和、温、清、消、补八法的方剂，体现了"方从法立、以法统方"的精神；还包括了祛除风、寒、暑、湿、燥、火六淫邪气，以及调理气血、化痰消积导滞、杀虫等针对多种病因的治法，如此分类，既体现治法，也明确了方剂的功效及主治；概念清晰，切合临床实际需要，既有利于读者查阅参考，使读者易于了解同类方剂的内容，以便从中据病选方；同时又避免了方书按病证分类时同一方剂的重复出现，节省了篇幅。

汪昂对各类方剂的排列也很有讲究，寓于深理。如《医方集解·凡例》云："集中所分门类，盖以治病之道，当治于未病，故先补养。及既受病，则有汗、吐、下三法，故次发表、涌吐、攻里。若表证未除，里证复急者，当表里交治，故次发表攻里。又有病在半表半里，及在表而不宜汗，在里不宜下者，法当和解，故次和解。然人之一身，以气血为主，故次理气、理血。若受病之因，多本于六因，故次风、寒、暑、湿、燥、火。古云'百病皆由痰起'，故次除痰。若饮食不节，能致积滞，故次消导。又滑则气脱，故次收涩。虫能作病，故次杀虫。至于眼目、痈疡、妇人，各有专科，然兹集所以便用，故每科略取数方，以备采择。末附《急救良方》，以应仓卒。"他认为补益之剂既可治病，又可强身防病，故列为第一；然后根据汗、吐、下、和等治法分列祛邪之剂，再针对气、血、风、寒、暑、湿、燥、火、痰、食、虫等疾病的治疗逐一依次排列；最后列"明目""痈疡""经产"三类疾病专科方剂，卷终附"救急良方"，以备仓卒。

《医方集解》建立了方剂学比较科学、合理的分类体系，使方剂学成为一门有别于本草学和临床学的独立学科。它的分类方法，在当时是一创举，对后世也产生了极大的影响。其后，吴仪洛《成方切用》、张秉成《成方便读》等方书，皆仿此分类。现代方剂学教材也多借此为蓝本。如"十二五"规划教材《方剂学》中，除增加"安神""开窍"二剂，去掉明目、痈疡、经产、救急之外，余皆遵汪昂的分类。

②首列概说，论述类方大要

《医方集解》在建立了方剂学比较科学、合理分类体系的基础上，在阐释具体方剂之前，于篇首均冠简短概说一段，总述本类方剂立法之大意、适用范围、注意事项等，使读者对本类方剂有总体把握。这一编写体例，也为后世方剂学专著所沿用。例如：

"补养第一"曰："补者，补其所不足也；养者，栽培之、将护之，使得生遂条达，而不受戕贼之患也。人之气禀，罕得其平，有偏于阳而阴不足者，有偏于阴而阳不足者，故必假药以滋助之。而又须优游安舒，假之岁月，使气血归于和平，乃能形神俱茂，而疾疢不生也。经曰：圣人不治已病治未病，不治已乱治未乱。夫病已成而后药之，乱已成而后治之，譬犹渴而穿井，斗而铸兵，不亦晚乎？故先补养。然补养非旦夕可效，故以丸剂居前，汤剂居后。"即说明补养的含义是培补人体正气不足；人体往往随体质阴阳的偏盛偏衰，而有阴虚、阳虚之异，临床须借助药物滋阴助阳来调补之，同时还需加强精神、情志等生活调理，才能使其气血和平，形神俱茂，即所谓"正气存内、邪不可干"。补养剂除治疗虚损性疾病之外，还能够调养正气，增强其御邪抗病能力，含有"治未病"之意，故将补养剂置于诸剂之首。中医传统观点认为，"丸者缓也，不能速去之。汤者荡也，去大病用之。"根据病情选择合理的药物剂型，是保证和提高疗效的关键。丸剂携带方便，吸收较慢，药效持久，作用缓慢，特别适宜于虚证患者长期服用。汤剂吸收较快，药效迅速，作用峻猛，适宜于急证、病情不稳定患者服用。故汪昂所选42首补养之剂中，丸剂21首、散剂7首、汤剂14首，且先列丸剂、散剂，汤剂殿后。

"理气之剂第七"曰："经曰：诸气膹郁，皆属于肺。又曰：怒则气上，喜则气缓，悲则气消，恐则气下，寒则气收，热则气泄，惊则气乱，劳则气耗，思则气结，九气不同，百病皆生于气也。夫人身之所恃以生者，此气耳，源出中焦，总统于肺，外护于表，内行于里，周流一身，顷刻无间，出入升降，昼夜有常，曷尝病于人哉。及至七情交攻，五志妄发，乖戾失常，清者化而为浊，行者阻而不通，表失护卫而不和，里失营运而弗顺，气本属阳，及胜则为火矣。河间所谓五志过极皆为火，丹溪所谓气有余便是火也。人身有宗气、营气、卫气、中气、元气、胃气、冲和之气、上升之气，而宗气尤为主；及其为病则为冷气、泄气、上气、逆气、气虚诸变证矣。无病之时，宜保之养之，和之顺之；病作之时当审其何经何证，寒热虚实而补泻之。"在该段理气剂的概述中，汪昂首先引用《素问·至真要大论》病机十九条"诸气膹郁，皆属于肺"、《素问·举痛论》"余知百病生于气也，怒则气上，喜则气缓，悲则气消，恐则气下，寒则气收，炅则气泄，惊则气乱，劳则气耗，思则气结"来说明肺主气而司呼吸，肺脏是气病涉及的主要脏腑；七情过激及寒热过度等致使人体气机紊乱、脏腑阴阳气血失调，则导致疾病的发生；同时强调气的正常出入升降运行是维持人体健康的重要条件。人身之气根据产生、运行部位及功能，有宗气、营气、卫气、中气、元气、胃气、冲和之气、上升之气等不同名称，在日常生活过程中须七情和调，以畅达气机。七情交攻，五志妄发，使气机运行失常则是导致多种疾病的病因。诸气病的主要辨证分型有冷气、泄气、上气、逆气、气虚等。在气病之时，当辨其气虚、气滞、气逆，以及涉及经络脏腑、寒热虚实而辨证施治。理气之剂所选12首方剂中，即包括了补气剂、行气剂和降气剂三类。

③选方平和，便于临证择用

汪昂在《医方集解·凡例》中，十分明确地规定了选方标准和基本原则。其云："本集所载，皆中正和平，诸书所共取，人世所常用之方。即间有一二厉剂，亦攻坚泻热所必需者，犹然布帛菽粟之味也。至于药味幽僻，采治艰难，及治奇证怪病者，概不选录；又方虽出自古人，而非今人所常用者，亦不选录……兹集药过二十味以上者，概不选录。"汪昂的选方原则，可以概括为"三选三不选"：一是选载"皆中正和平，诸书所共取，人世所常用之方"，如麻黄汤、桂枝汤、理中汤、四君子汤、大小柴胡汤、平胃散类，皆药性平和、临床常用之效验方；"即间有一二厉剂，亦攻坚泻热所必需者"，如大小承气汤、大陷胸汤、十枣汤、抵挡汤等皆可选录；不选"药味幽僻，采治艰难，及治奇证怪病者"。二是选载药味简洁、组方严谨、疗效卓著之方。如六味地黄丸及其10个加减附方组成大多在10味药以下，四物汤及加减附方组成大多为5～8味，鲜有逾10味以上者。对于方剂组成庞杂、药味超过20味以上者，则一概不选。汪昂强调说："古人立方分量多而药味寡，譬如劲兵专走一路，则足以破垒擒王矣。而后世无前人之朗识，分量减而药味渐多，譬犹广设攻围，以庶几于一遇也。然品类太繁，攻治必杂，能无宜于此而不宜于彼者乎？"这些都体现了汪昂在处方用药上强调方简药专、立法严谨、简明实用、疗效确当的独特见解。三是选方不拘经方时方，以临床效验实用为凭据，对于后世医家所创制的新方验方，只要实践上证明有效，理论上有新意者，也多方采撷，加以选录。诸如《局方》之藿香正气散、龙胆泻肝汤、李东垣的益气聪明汤、罗谦甫的秦艽鳖甲散、邵应节的七宝美髯丹、王隐君的礞石滚痰丸等。对某些古人名方，而当时临床不常用者，则不选录。

根据上述选方原则，汪昂由博返约、去芜荐菁，从浩瀚的古方书中精选出最有价值、临床常用且各科都有的代表性方剂近 400 首（正方），辑为《医方集解》。

④重视经方，以正方带附方

《医方集解》十分尊崇仲景经方，特别注重对仲景方的选录。为什么要重点选录经方？《医方集解·自序》云："方之祖，始于仲景，后人触类而扩充之，不可计殚，然皆不能越仲景之范围。"盖仲景方被称为方书之祖，群方之冠，是后世学习的典范和各类方剂的基础。经方组方严谨，配伍精当，作用专一，疗效卓著，临床十分实用，因此备受历代医家的推崇和重视。《医方集解·凡例》特别指出："仲景《伤寒》诸方，为古今方书之祖，故注释尤加详悉，观者幸无以其繁而厌之。"在该书 860 余首方剂中，仲景方 163 首，约占 1/5；全书 22 类方剂中，有 21 类中皆有仲景方，且大多将仲景方列于篇首，作为各类方剂的基础方而予以重点阐释。如发表之剂 65 首，以麻黄汤为首方，仲景经方达到 34 首，约占 52%；攻里之剂 31 首，以大承气汤为首方，涉及麻仁丸、桃仁承气汤、大陷胸汤、十枣汤等 11 方，约占 35%；表里之剂 17 首，以大柴胡汤为首方，涉及仲景方 4 首；和解之剂 53 首，以小柴胡汤为首方，涉及柴胡桂枝干姜汤等 18 方，约占 34%；祛寒之剂 57 首，以理中汤为首方，涉及四逆汤、干姜附子汤、真武汤、附子汤、吴茱萸汤、大建中汤、白术附子汤、甘草附子汤等 23 方，约占 40%；利湿之剂 58 首，以仲景五苓散为首方，涉及茵陈五苓散、猪苓汤、防己茯苓汤、茵陈蒿汤等 17 方，约占 30%；泻火之剂 90 首，涉及大黄黄连泻心汤、白虎汤、竹叶石膏汤、白头翁汤等 14 方，约占 16%。由此可见，仲景方在《医方集解》中所占的地位，也体现了汪昂对仲景学术的推崇。

《医方集解》共收录正方380余首，附方500余首，在"正方之后，系以附方"。采取这种以正方带附方的编写体例，"一则篇章省约，一则便于披寻，且以示前人用药加减之法。"根据这一原则，汪昂在详细论述正方的功效、适应证及其组成方义用法之后，而将加减化裁、功用相似的附方罗列其下。六味地黄丸、四君子汤、桂枝汤、大承气汤、小柴胡汤、四物汤、理中汤、四逆汤、五苓散、二陈汤等，都有多首附方。

例如，六味地黄丸方，先述其主治"肝肾不足，真阴亏损，精血枯竭，憔悴羸弱，腰痛足酸，自汗盗汗，水泛为痰，发热咳嗽，头晕目眩，耳鸣耳聋，遗精便血，消渴淋沥，失血失音，舌燥喉痛，虚火牙痛，足跟作痛，下部疮疡等证"。在方药组成、方义分析之后，详细介绍加减方及附方："本方加附子、肉桂各一两，名桂附八味丸。治相火不足，虚羸少气。王冰所谓益火之原，以消阴翳也，尺脉弱者宜之。""本方加黄柏、知母各二两，名知柏八味丸。治阴虚火动，骨痿髓枯。王冰所谓壮水之主，以制阳光也，尺脉旺者宜之。""本方加桂一两，名七味地黄丸，引无根之火降而归元。本方加五味三两，名都气丸，治劳嗽。""本方加五味二两，麦冬三两，名八仙长寿丸；再加紫河车一具，并治虚损劳热。""本方加杜仲、牛膝各二两，治肾虚腰膝酸痛。本方去泽泻，加益智仁三两，治小便频数；本方用熟地二两，山药、山茱萸、丹皮、归尾、五味、柴胡各五钱，茯神、泽泻各二钱半，蜜丸，朱砂为衣，名益阴肾气丸，治肾虚目昏。桂附八味丸加车前、牛膝名济生肾气丸，治蛊胀。"在各附方下多简述其病因病机，别其异同，每一附方在适应证上突出一两个主症加以识别，药味多在正方基础上加减变化，观之一目了然，言简意赅，扼要得当，不仅使读者对该方的组方原则、化裁方法有一个整体的把握，而且对该方加减所治的一类病证有了清

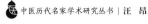

晰的了解，临床应用时也可以方为纲，知常达变，触类旁通。

又如，利湿之剂五苓散是正方，先述其主治证："治太阳病发汗后，大汗出，胃中干，烦躁不得眠，欲饮水者，少少与之，令胃气和则愈；若脉浮，小便不利，微热消渴者，此汤主之；及中风发热，六七日不解而烦，有表里证，渴欲饮水，水入即吐，名曰水逆，及伤寒痞满，服泻心汤不解，渴而烦躁，小便不利。通治诸湿腹满，水饮水肿，呕逆泄泻，水寒射肺，或喘或咳；中暑烦渴，身热头痛；膀胱积热，便秘而渴；霍乱吐泻；痰饮湿疟，身痛身重。"其次介绍其方药组成，用法及方义分析。最后附方加减如下："本方去桂，名四苓散；本方加辰砂名辰砂五苓散，并治小便不利。本方加苍术名苍桂五苓散，治寒湿。本方加茵陈名茵陈五苓散，治湿热发黄，便秘烦渴。本方加羌活，名元戎五苓散，治中焦积热。本方加石膏、滑石、寒水石，以清六腑之热，名桂苓甘露饮。本方去桂、泽泻，名猪苓散，治呕吐，病在膈上，思饮水者。本方单用肉桂、茯苓等分，蜜丸，名桂苓丸，治冒暑烦渴，引饮过多，腹胀便赤。本方单用泽泻五两，白术二两，名泽泻汤，治心下支饮，常苦眩冒。本方单用茯苓、白术等分，名茯苓白术汤，治脾虚不能制水，湿盛泄泻；再加郁李仁，入姜汁服，名白茯苓汤，治水肿。本方加川楝子，治水疝。本方加人参，名春泽汤；再加甘草（合四君子）亦名春泽汤，治无病而渴，与病瘥后渴者。本方去桂，加苍术、甘草、芍药、栀子、黄芩、羌活，名二术四苓汤，通治表里湿邪，兼清暑热。本方倍桂，加黄芪如术之数，治伤暑大汗不止。本方加甘草、滑石、栀子，入食盐、灯草煎，名节庵导赤散，治热蓄膀胱，便秘而渴；如中湿发黄加茵陈，水结胸加木通。本方合益元散，治诸湿淋沥；再加琥珀，名茯苓琥珀汤（谦甫），治小便数而欠。本方合平胃散，名胃苓汤，一名对金饮子，治中暑伤湿，停饮夹食，腹痛泄泻，及口渴便秘。本方合黄连香薷饮，名薷苓汤，治伤暑泄泻。本方合小柴胡汤，名柴苓汤，治发热泄泻，口渴；疟疾热多寒少，口燥心烦。以上三方，并加姜、枣煎。深师用本方治发白及秃落，术一斤，桂半斤，二苓、泽泻各四两，更名茯苓术散。"在正方五苓散的基础上，记载加减化裁方达20余首。使读者在掌握正方方义主治病证的同时，了解历代医家对该方的灵活化裁与运用。

通过以正方为纲，以正带附的编排体例，则使其主次分明、沿革清晰、加减有序，执简驭繁、举一反三，充分体现了中医辨证论治的原则性与灵活性。

⑤理法兼备，贯通辨证论治

汪昂编撰《医方集解》的动机，就是因为前代医方书籍虽多，但其重点都放在某药治疗某病的结论上，而未深究其作用机理。他在《医方集解·凡例》云："古今方书，至为繁多。然于方前第注治某病某病，而未尝发明受病之因，及病在某经某络也；一方之中，第注用某药某药、亦未尝发明药之气味功能入某经某络，所以能治某病之故也。"庸医仅"知有方而不知方之解"，于是"拘执死方以治活病"，不仅难愈其病，往往"误世殃人"。他强调"读方不得其解，治疗安所取裁"，认为"受病有原因，治疗有轨则"。故《医方集解》论方"采辑古方，先详受病之由，次解用药之意，而又博采硕论名言，分别宜用忌用，惟求义朗，不厌词繁，颇竭苦心"。基于上述认识，汪昂对具体方剂的编写体例是在所选诸方之下，首列使用范围、方剂来源，其次记载医方的适应病证、方剂药物组成及制方用法；进一步指出方剂归经，选取诸家论述，重点剖析其配伍意义；在正方之下还详列与此方相关的附方，以示前人用药加减之法。汪昂释药解方，并非模式化地照搬照抄原文，而是以辨证论治为主线，根据需要摘引节录并综合归纳，以分析疾病的证候与病因病机，审因论治，列出方药加减变化，阐明所选方剂的理法方药及其临证应用规律，理法方药融汇贯穿于辨证论治的过程中。

如十枣汤，其使用范围为"伏饮积痰"，方剂来源于"张仲景"。继之，引《伤寒论》原文"太阳中风，下利呕逆，表解者乃可攻之。其人漐漐汗出，头痛，心下痞硬，引胁下痛，干呕，短气，汗出不恶寒，此表解里未和"。说明其主治"邪热内蓄，有伏饮者"。夹注分析本证的病因病机说："下利呕逆，里受邪也；汗出不恶寒，表已解也；头痛痞硬，引胁下痛，干呕短气，邪热内蓄而有伏饮也。此为水气上逆，呕逆头痛，与表证头痛稍别。周扬俊曰：此证与结胸颇同，故汤亦与陷胸相仿，表解后攻与结胸之戒不殊也。"（《医方集解·二卷·攻里之剂》）

在方药组成、用法中，基本遵仲景原法，稍有改动。如"芫花炒黑、甘遂、大戟等分，大枣十枚，先煮枣去滓，内前药末，强人服一钱，虚人五分；或枣肉为丸。病不除者，再服，得快下后，糜粥自养。"方义分析谓："此足太阳药也。芫花、大戟性辛苦以逐水饮；甘遂苦寒能直达水气所结之处，以攻决为用；三药过峻，故用大枣之甘以缓之，益土所以胜水，使邪以二便而出也。"夹注谓："十枣汤、小青龙汤主水气干呕，桂枝汤主太阳汗出干呕，姜附汤主少阴下利干呕，吴茱萸汤主厥阴吐涎沫干呕。王海藏曰：表有水用小青龙，里有水用十枣。或问十枣汤、桂枝去桂加茯苓白术汤皆属饮家，俱有头痛项强之证，何也？张兼善曰：太阳经多血少气，病人表热微渴，恣饮水浆，为水多气弱不能施化，本经血气因而凝滞，致有头痛项强之患，不须攻表，但宜逐饮，饮尽则自安。杜壬曰：里未和者，盖痰与燥气壅于中焦，故头痛干呕，汗出短气，是痰膈也，非十枣不能除。"干呕是十枣汤的主症之一，十枣汤出自《伤寒论》，故汪昂从以证类方角度，提出十枣汤、小青龙汤、桂枝汤、姜附汤、吴茱萸汤治疗干呕的鉴别；其次，引用王海藏、张兼善、杜壬等医家之言，进一步阐释十枣汤证。十枣汤属攻逐水饮的峻剂，汪昂特别强调"但此汤不宜轻用，恐损人于悠忽。"

在十枣汤正方之下，列河间三花神佑丸、丹溪小胃丹等附方，并详述其组成、制法、适应证候与使用方法。"本方除大枣，加大黄、黑丑、轻粉，水丸，名三花神佑丸（河间），治壮实人风痰郁热，肢体麻痹，走注疼痛，湿热肿满，气血壅滞，不得宣通，及积痰翻胃。服三丸后，转加痛闷，此痰涎壅塞，顿攻不开，再加二丸，快利则止（加牵牛、大黄大泻气血之湿；加轻粉无窍不入，以去痰积。虚人不可轻用）。本方各五钱，加黄柏三两酒炒、大黄煨两半，粥丸，名小胃丹（丹溪），治胸膈肠胃热痰、湿痰。"

正如《医方集解·凡例》所云："本集虽名《方解》，然而病源脉候，脏腑经络，药性治法，罔不毕备，诚医学之全书，岐黄之捷径也。"可知，《医方集解》非专言方剂，而是一部理法方药兼备、辨证论治贯通的医学之全书。

⑥辨证释方，简要义理通明

汪昂以前之方书，虽不乏辨证论方之佳作，但每有篇章漫衍、繁杂玄奥之不足；甚有舞文弄墨、引而不发之流弊，使学者费解，尤其使初学者感到望而生畏，茫然不得要领。汪昂认为"工于医者，未必工于文词"；而"医书浩瀚，泛览为难，岐黄之家，尚艰博涉，文墨之士，奚暇旁通？若非篇章简要，词理通明，则智士不乐披寻，浅人复难解了。读方不得其解，治疗安所取裁？"（《医方集解·凡例》）

因而，《医方集解》论方，务求扼要概括，措辞简练，词理通明。若载录他论，也必删润取舍。如补中益气汤，乃李杲治疗内伤脾胃病的代表方剂，后世广为运用，但东垣之方解，似显过于冗长。正如汪昂说："使观者易倦。"《医方集解》在不改变作者本意的前提下，去粗存精，去芜存菁，对东垣之论加以删润，把原来近四百字的方解精简到一百余字。其论曰："此足太阴阳明药也。肺者气之本，黄芪补肺固表为君；脾者肺之本，人参、甘草补脾益气和中泻火为臣；白术燥湿强脾，当归和血养阴为佐；升麻以升阳明清气，柴胡以升少阳清气，阳升则万物生，清升则浊阴降。加陈皮者，以通利其气。生姜辛温、大枣甘温，用以和营卫、开腠理、致津液，诸虚不足，先建其中。中者何？脾胃是也。"用词简洁凝练、句句切中肯綮。

《医方集解》论方，层层相应，有条不紊，紧扣理、法、方、药各个环节。如补养之剂首列六味地黄丸，治肝肾不足，真阴亏损的多种病证。汪昂释方曰："此足少阴厥阴药也，熟地滋阴补肾，生血生精；山茱温肝逐风，涩精秘气；牡丹泻君相之伏火，凉血退蒸；山药清虚热于肺脾，补脾固肾；茯苓渗脾中湿热而通肾交心；泽泻泻膀胱水邪而聪耳明目，六经备治而功专肾肝；寒燥不偏，而补兼气血，苟能常服，其功未易殚述也。"又曰："本方煎服名六味地黄汤，治同。本方加附子、肉桂各一两，名桂附八味丸，治相火不足，虚羸少气，王冰所谓益火之原，以消阴翳也，尺脉弱者宜之。本方加黄柏、知母各二两，名知柏八味丸，治阴虚火动，骨痿髓枯，王冰所谓壮水之主，以治阳光也，尺脉旺者宜之。本方加桂一两，名七味地黄丸，引无根之火降而归元。本方加五味三两，名都气丸，治劳嗽。本方加五味二两、麦冬三两，名八仙长寿丸；再加紫河车一具，并治虚损劳热。本方加杜仲姜炒、牛膝酒洗各二两，治肾虚腰膝酸痛。本方去泽泻，加益智仁三两盐酒炒，名去泽泻加益智仁丸，治小便频数。本方用熟地二两，山药、山茱、丹皮、归尾、五味、柴胡各五钱，茯神、泽泻各二钱半，蜜丸，朱砂为衣，名益阴肾气丸（即明目地黄丸，东垣），治肾虚目昏。桂附八味丸如加车前、牛膝，济生肾气九，治蛊胀。"如此，既有方名、药味加减，主治病证及病机，又有尺脉弱者宜桂附八味丸、尺脉旺者宜知柏八味丸的用方经验。

如发表之剂中论《局方》川芎茶调散，首先交待该方的功效升散风热，主治"诸风上攻，正偏头痛，恶风有汗，憎寒壮热，鼻塞痰盛，头晕目眩"，接着分析诸症产生的病因病机："偏正头痛者，风中于脑，作止无时也；中风故有汗恶风；风邪在表，故憎寒壮热，风寒伤于皮毛，腠理密致，不得泄越，气并于鼻故塞，火升故痰盛，痰热上攻，故头晕目眩。"此辨析丝丝入扣，通俗易懂。至其方义分析，作者殚思竭虑，颇费苦心。其谓："此足三阳药也。羌活治太阳头痛，白芷治阳明头痛，川芎治少阳头痛，细辛治少阴头痛，防风为风药卒徒，皆能解表散寒，以风热在上，宜于升散也。头痛必用风药者，以巅顶之上，惟风可到也。薄荷、荆芥并能消散风热、清利头目，故以为君，同诸药上行，以升清阳而散郁火。加甘草者，以缓中也，用茶调者，茶能上清头目也。"把方义分析置于病证的辨析过程中，不仅把方中药物的功用及药物之间的配伍关系阐发得清清楚楚，而且理法贯联，词简而意明，读来耐人寻味。

再如除痰之剂，首选《局方》二陈汤，指出其主要适应证为"湿痰"，而"治一切痰饮为病，咳嗽胀满，呕吐恶心，头眩心悸"。汪昂分析痰饮的病因病机："脾虚不能健运，则生痰饮。稠者为痰，稀者为饮，水湿其本也。得火则结为痰，随气升降。在肺为咳，在胃为呕，在头则眩，在心则悸，在背则冷，在胁则胀，其变不可胜穷也。"在方药组成后，提出"治痰通用二陈"的总原则。同时根据痰病的性质及兼挟情况，详述药物加减应用："风痰加南星、白附、皂角、竹沥，寒痰加半夏、姜汁，火痰加石膏、青黛，湿痰加苍术、白术，燥痰加瓜蒌、杏仁，食痰加山楂、麦芽、神曲，老痰加枳实、海石、芒硝，气痰加香附、枳壳，胁痰在皮里膜外加白芥子，四肢痰加竹沥。"方义分析紧扣湿痰的成因及病机特点，谓"此足太阴、阳明药也。半夏辛温，体滑性燥，行水利痰为君；痰因气滞，气顺则痰降，故以橘红利气；痰由湿生，湿去则痰消，故以茯苓渗湿为臣；中不和则痰涎聚，又以甘草和中补土为佐也。"方解中还记载了痰饮病证的治疗经验："有血不足，阴火上逆，肺家受伤，肃清之令不得下行，由是津液浑浊，生痰不生血者，名燥痰，当用润剂，如地黄、门冬、枸杞之类，滋阴降火，而痰自清，若投二陈，立见危殆。有痰饮流入四肢，肩背酸痛，手足罢软，误以为风，则非其治，宜导痰汤加木香、姜黄。大凡痰饮变生诸证，当以治饮为先，饮消则诸证自愈。如头风眉棱骨痛，投以风药不效，投以痰药见功，又如眼赤羞明，与之凉药不瘳，异以痰剂获愈，凡此之类，不一而足。有人坐处吐痰满地，不甚稠黏，只是沫多，此气虚不能摄涎，不可用利药，宜六君子加益智仁一钱以摄之。"似此，汪昂从病源、脏腑、经络、证候、药性、主治等方面综合阐述方义，紧密结合临床实践，理法方药一线贯通，词简而理明，十分有利于读者全面准确地理解、领会和掌握方剂的基本内容。

（2）《医方集解》的方剂学成就

汪昂所撰《医方集解》分类科学，编写体例合理，选方精当，诠释简要，词旨通俗易懂，便于后学掌握，奠定了中医方剂学的基础。

①奠定方剂分类基础

纵观方剂学的分类史，由于各家见仁见智，分类方法也各异。汪昂有鉴于《医方考》以病分类法存在着"病分二十门，方凡七百首"，"然每证不过数方，嫌于方少：一方而二三见，又觉解多"（《医方集解·凡例》），于是他承前贤之学、合众家之长，扬长避短，创立了以功效治法为主，结合病证专科的方剂综合分类法。全书分为补养、发表、涌吐、攻里、表里、和解、理气、理血、祛风、祛寒、清暑、利湿、润燥、泻火、除痰、消导、收涩、杀虫、明目、痈疡、经产、救急22类。每类方剂前首列简短概说，说明本法大意、适用范围、注意事项；次列方名，每方下介绍主治或功效、组成、制法与使用方法；并且逐方分析方义，介绍此方的衍化源流、附方加减等，使学者知其然又知其所以然。这种分类方法，分目较详，各剂（类）之名称能突出反映该类方剂的主要功效，较为醒目地标示了该类方剂的性质。二十二类方剂中，包括了汗、吐、下、和、温、清、消、补诸法的方剂，体现了"方从法立、以法统方"的精神。这样分类，既有利于读者查阅参考，使读者易于了解同类方剂的内容，以便从中据病选方；同时又避免了同一方剂的重复出现，节省了篇幅。

汪昂对各类方剂的排列也井然有序，寓于深理。他认为补益之剂既可治病、又可防病，故列为第一；然后根据汗、吐、下、和等治法分列祛实之剂；再针对气、血、风、寒、暑、湿、燥、火、痰、食、虫等疾病的治疗依次排列；尔后又有"明目""痈疡""经产"病证专科方剂，卷终附"救急良方"，以应仓卒。最后附以"勿药元诠"，强调养生保健之重要意义。

《医方集解》建立了方剂学较为完整、合理的分类体系，使方剂学成为一门有别于本草学和临床学的独立学科。这一分类方法在当时是一创举，对后世也产生了极大的影响。其后的《成方切用》《成方便读》等方书，皆仿此分类，现代方剂学教材也多效法此分类体系。

②明示方剂衍化源流

《医方集解》所载诸方，分为正方和附方两种。在各类方剂中，先述正方。正方多为配伍法度严谨、立意精当、流传较广，在同类方剂中具有代表性的基础方剂。正方后介绍附方，附方依主方加减衍化而立，是与正方的组成、功用和主治相类似的一类方剂。汪氏通过正方统率附方的体例，列方虽多而能执简驭繁。

例如，理中汤是仲景温中散寒的代表方，汪昂将其列于全篇之首，以之为祛寒之剂的正方。首先明确指出其适应证候为"治伤寒太阴病，自利不渴，寒多而呕，腹痛粪溏，脉沉无力，或厥冷拘急，或结胸吐蛔，及感寒霍乱。"继之记载理中汤方药组成及随症加减法十项：自利腹痛者加木香；不痛利多者倍白术；渴者倍白术；蜷卧沉重，利不止加附子；腹满去甘草；呕吐去白术，加半夏、姜汁；脐下动气去术，加桂；悸加茯苓；阴黄加茵陈；寒结胸加枳实。同时指出，本方在《伤寒论》中一方两法，诸药等分，蜜丸，又名理中丸。强调"此足太阴药也。人参补气益脾，故以为君；白术健脾燥湿，故以为臣；甘草和中补土，故以为佐；干姜温胃散寒，故以为使。以脾土居中，故曰理中。"在分析理中汤方义用法、解释方名含义后，又选列9个加减化裁衍化方：①附子理中汤：本方三两加附子一枚，名附子理中汤（亦可作丸），治中寒腹痛，身痛四肢拘急。②枳实理中丸：本方加枳实、茯苓，蜜丸，名枳实理中丸（崔行功），治寒实结胸欲绝，胸膈高起，手不可近，用大陷胸不瘥者。③理中安蛔丸：本方去甘草，加茯苓、川椒、乌梅，名理中安蛔丸（陶仲文），治胃寒吐蛔。④桂枝人参汤：本方加桂枝，倍甘草，名桂枝人参汤（张仲景），治太阳表证不除，而数下之，协热而利，心下痞硬，表里不解者。⑤连理汤：本方加黄连、茯苓，名连理汤，治伤暑湿而作泻。⑥补中汤：本方加陈皮、茯苓，名补中汤，治泄泻；泻不已者加附子，恶食、食不化加砂仁。⑦温胃汤：本方加当归、白芍、陈皮、厚朴、川芎，入姜煎，名温胃汤，治忧思郁结，脾肺气凝，胀满上冲，饮食不下。⑧黄芪汤：本方加黄芪、白芍、陈皮、藿香，名黄芪汤。⑨治中汤：本方加青皮、陈皮，名治中汤，治前证腹满痞闷，兼食积者。

又如，四逆汤是仲景回阳救逆的名方，归足少阴经，适用于阴证厥逆，主治三阴伤寒，身痛腹痛，下利清谷，恶寒不渴，四肢厥冷；或反不恶寒，面赤烦躁，里寒外热，或干呕，或咽痛，脉沉微细欲绝者。汪昂将其列为正方，在分析四逆汤方义用法之后，又选列16个加减化裁衍化附方。即：本方加白术、大枣，名"术附汤"，出自《金匮要略》；治风湿相搏，身体烦疼，及中寒发厥心痛。本方去甘草名"干姜附子汤"，出自《伤寒论》，仲景治下后复汗，昼躁夜静，不呕不渴无表证，脉沉微，无大热者。又治中寒厥逆，眩仆无汗，或自汗淋漓。及外热烦躁，阴盛格阳。姜附汤加当归、肉桂，入蜜和服，名"姜附归桂汤"，出自喻嘉言。姜附归桂汤再加人参、甘草，名"姜附归桂参甘汤"，出自喻嘉言。四逆汤去甘草加葱四茎，名"白通汤"，出自《伤寒论》。白通汤再加人尿、猪胆汁，名"白通加人尿猪胆汁汤"，出自《伤寒论》。四逆汤加人参一两，名"四逆加人参汤"，出自《伤寒论》；治恶寒，脉微复利，利止亡血。四逆加人参汤再加茯苓六两，名"茯苓四逆汤"；仲景治汗下后病不解而烦躁。四逆汤去干姜加芍药三两，名"芍药甘草附子汤"；仲景治伤寒发汗不解，反恶寒者，虚故也。四逆汤去附子，用甘草四两、干姜二两名"甘草干姜汤"；仲景治伤寒脉浮自汗，小便数，心烦，微恶寒，脚挛急用桂枝汤误攻其表，得之便厥，咽中干烦躁吐逆，与此汤以复其阳。四逆汤加吴茱萸名"茱萸四逆汤"；治厥阴、少阴腹痛。本方加当归、木通，名"当归四逆汤"（注：此方记载有误）；治感寒手足厥冷，脉细欲绝，及男、妇寒疝，脐下冷，引腰胯而痛。四逆汤加茵陈，名"茵陈四逆汤"；治阴黄。四逆汤加生脉散、陈皮，名"回阳返本汤"，治阴盛格阳。四逆汤加官桂、良姜、半夏，名"浆水散"，沽古治虚寒水泻，冷汗，脉微，甚者呕吐。四逆汤重用附子，再加干姜二两即通脉四逆汤。

汪昂把在理中汤、四逆汤基础上化裁出来的衍化方作为附方，使方剂源流衍化之脉络十分清晰。这种主、附方铺叙方法尚能启迪后世医家从中发现方药加减变化之规律，从而化裁古方，创制新方，发展古方，扩大古方的临床运用范围。

再如，黄芩汤出自《伤寒论》172条："太阳与少阳合病，自下利者，与黄芩汤。"汪昂将黄芩汤列于和解之剂，并释之曰："二经合病何以不用二经之药？盖合病而兼下利，是阳邪入里，则所重者在里，故用黄芩以彻其热；而以甘、芍、大枣和其太阴，使里气和则外证自解，和解之法非一端也。仲景之书，一字不苟，此证单言下利，故此方亦单治下利。"（《医方集解·二卷·和解之剂》）十分清晰地阐明了黄芩汤的配伍方义及主治病证。汪昂又进一步指出，《活法机要》用本方去大枣，更名为黄芩芍药汤，治疗热痢腹痛；张洁古用本方加木香、槟榔、大黄、黄连、归尾、官桂，更名为芍药汤，专治下痢脓血稠黏、腹痛后重之痢疾。从后世对该方的加减化裁运用源流，说明临床治疗痢疾之方，多由此方衍化而来，于是得出黄芩汤"为万世治痢之祖"方的论断。

《医方集解》共有正方 380 余首，大部分都标明了方剂来源，为后人进一步考证方源提供了线索。例如，温胆汤，目前较为公认的是出自《千金要方》，如《中国医学大辞典》《简明中医辞典》以及多数《方剂学》教材等，亦有人认为来源于《三因极一病证方论》者；而汪昂《医方集解》则载其源于《集验方》。经考，《集验方》卷五："温胆汤治大病后，虚烦不得眠，此胆寒故也。生姜四两，半夏二两洗，橘皮三两，竹茹二两，枳实二枚炙，甘草一两炙。"《集验方》出自北周·姚僧垣（499—583）之手，孙思邈在《千金要方》卷十二亦载有温胆汤，其主治病证、药物组成，均与《集验方》相同，惟枳实由二枚改为二两，甘草未言炙，则说明孙思邈转引了《集验方》的温胆汤。宋代陈无择《三因极一病证方论》载有两首温胆汤，第八卷所载温胆汤的主治病证及方剂组成与此方差异较大；第九卷虚烦证治所载温胆汤与此方相近，惟减少了生姜量，增加了茯苓一两半、大枣一枚，可以看作是《集验方》温胆汤的衍化方。

③博采众家方理精论

汪昂在《医方集解》中的注文"作述各半"，尽管在"凡例"中谦称自己是"不业岐黄，学无师授"，但从各正方及加减方的选择评析中看到，汪昂既"裒合诸家，会集众说"，引用医家观点上至经典《内经》《伤寒论》，下至金元诸大家、吴崑、《玉机微义》等，同时又有他自己的学术见解，而这些无不来自于他博览群书以及自身丰富的临床经验。

例如，经产之剂《妇人良方》柏子仁丸，主血少经闭，治经行复止，血少神衰。汪昂阐释其病机曰："女子善怀，每多忧思，忧多则伤心，心伤则不能生血而血少，血少则肝无所藏，而冲任之脉枯，故经闭不行也。经曰：月事不来者，胞脉闭也。胞脉者，属心而络于胞中。今气上逼肺，心气不得下降，故月事不来也。"汪昂结合妇人的生理特点，着重探讨了妇人忧思过度，暗耗心血，而导致血虚闭经的病机。又如，朱丹溪连附四物汤主"热郁经迟""治经水过期，紫黑成块"。汪昂释之曰："紫，血热也。黑，热甚也。过期而成块，气滞也，或风冷乘之也。若淡白者，虚也；或挟痰停水以混之也。如烟尘、豆汁、屋漏水、混浊模糊者，湿痰也。"汪昂不仅阐述妇人因热郁气滞血瘀而致经迟的病机，而且从经水的色泽、质地辨虚实、痰浊、水饮等，皆显示汪昂具有全面的中医基础理论知识和丰富的临床实践经验。

妇人患伤寒，原和男子的治法相同。但妇人妊娠期中的伤寒，其治疗必有异于男子。元代医家王海藏认为，妇人妊娠伤寒须以养血安胎为主，因此用四物汤为基础，根据六经证候及兼挟病因，分别加入两味适当的药物，创制"妊娠六合汤"。对此，后世医家看法不一。如柯琴曾指出四物汤并非妇科通剂，认为"好古治妇科，不论内伤外感，胎前产后，随证加二味于四物中，名为六合，未免任意牵强"。《医方集解》经产之剂却首选王海藏"表实六合汤"为正方，并附列表虚汤六合汤、风湿六合汤、升麻六合汤、柴胡六合汤、大黄六合汤、人参六合汤、朴实六合汤、栀子六合汤、石膏六合汤、茯苓六合汤、附子六合汤以及胶艾四物汤、四物大黄汤等六合汤类方13首，以治疗妇人妊娠诸证。说明汪昂对王氏"六合汤"仍持肯定态度。但汪昂认为，四物汤用于妇科诸证，仍需辨证施治，如"有怀妊者，则以安胎为主，药中有犯胎者，则不可用也"。引吴崑言："若失血太多，气息几微之际，慎勿与之。盖四物阴类，非所以生物者也。当重用参、芪以固欲绝之气……凡虚损胃虚气弱之人，皆不宜多服。"究其原因，乃芎、归辛温走窜行散，恐有重伤阴血之虞，而应用参、芪、地、归之属补气生血为佳。

在王海藏治疗妊娠伤寒、头痛身热、无汗脉紧之"表实六合汤"，妊娠伤寒、大便秘、小便赤、气满而脉沉数之"大黄六合汤"，妊娠伤寒、四肢拘急、身凉微汗、腹中痛、脉沉迟之"附子六合汤"，妊娠伤寒蓄血证之"四物大黄汤"中，使用了细辛、桃仁、大黄、附子等多味妊娠禁忌药，对此皆以"有故无殒"的观点释之，但也一直被世人所质疑。汪昂在《医方集解》中，对"有故无殒"的治疗思想还是持认同态度的。他在大黄六合汤下注曰："大黄、桃仁，妊娠所忌。然伤寒间有用之者，谓药病相当也。经曰：'妇人重身，毒之如何？岐伯曰：有故无殒，亦无殒也'。此之谓欤。"不过，在临床具体使用时，仍须谨慎。例如附子六合汤下注云"桂附亦辛热动胎之药，间有不得已而用之者"。

产后发热是妇产科临床常见病证之一，主要见症为发热往往伴随微恶风寒，或乍寒乍热。汪昂引吴绶言，详辨其病因病机。其谓："有产时伤力发热；有去血过多发热；有恶露不尽发热；有三日乳蒸发热；或早起劳动，饮食停滞，亦皆发热。状类伤寒，要须详辨。"提出产后发热的原因为外感、血虚、食滞、血瘀、乳蒸等，这与现代中医妇科对产后发热病因病机的认识基本一致。由于"产后大血空虚"，阴血不足，故告诫"产后伤寒，不可轻易发汗"。误汗则致"筋惕肉瞤，或昏迷不醒，或搐搦不定，或大便闭塞"等严重变证。主张对产后发热治疗，"且与四物汤"。组方必须以四物汤养血务本为基础，而川芎、当归的用量宜大为君，白芍须炒用、酒蒸熟地黄佐之，并加柴胡、干姜、人参即可。尤其强调加入辛热之干姜能"引血药入血分，气药入气分，且能去恶生新，有阳生阴长之道，以热治热，深合内经之旨"。

《医方集解》不仅收方执中无偏，且论方也中正不颇，萃集历代名论硕言于一方，"或同或异，各存所见，以备参稽，使探宝者不止一藏。尝鼎者不仅一脔"，既"博采硕论名言"又"分别宜用忌用、惟求义明"。例如，收涩之剂桃花汤，以仲景《伤寒论》307条"少阴病，二三日至四五日，腹痛，小便不利，下利不止，便脓血者，桃花汤主之"为依据说明其主治少阴下利证。然而对本证下利便脓血的性质后世医家见解不一，成无己、朱丹溪、程郊倩认为属肾阴阳虚下寒；王肯堂、吴崑则谓传经热邪下迫。汪昂在广引成无己、朱丹溪、王肯堂、吴崑、程郊倩等医家之论后，抒以己见曰："成氏生于千载之后，而能昌明仲景之书，使后学有所循入，其功非小。"同时，结合《伤寒论》相关方证，辨析诸家论述观点的优劣，"如此证成氏以为寒，而王肯堂、吴崑皆以为热。窃谓便脓血者，固多属热，然岂无下焦虚寒，肠胃不固而亦便脓血者乎？若以此为传经热邪，仲景当用寒剂以散其热，而反用石脂固涩之药，使热闭于内而不得泄，岂非关门养盗，自贻伊戚也耶。观仲景之治协热利，如甘草泻心、生姜泻心、白头翁等汤，皆用芩、连、黄柏，而治下焦虚寒下利者，用赤石脂禹余粮汤。比类以观，斯可见矣。"在肯定了成无己、朱丹溪、程郊倩认识的基础上，汪昂得出如下结论："此证乃因虚以见寒，非大寒者，故不必用热药，惟用甘辛温之剂以镇固之耳。本草言石脂性温，能益气调中固下，未闻寒能损胃也。"

如除痰之剂，选韩懋三子养亲汤，主气痰，治"老人气实痰盛，喘满懒食"证。本方融化痰、理气、消食于一体，使痰消气顺食积得化，则喘满咳嗽自平。然后世医家见解不一，汪昂首先引述吴鹤皋语"治痰先理气，此治标耳。终不若二陈能健脾去湿，有治本之功也"；接着又引用李士材之说："治病先攻其甚，若气实而喘，则气反为本、痰反为标矣。是在智者神而明之，若气虚者非所宜也。"这里，将吴、李二家之论并列，教人勿偏执

一家之言，而勿致莫衷一是。

从《医方集解》对某一首具体方剂的论述看，有的引用几家、十多家，甚至数十家之言，每首方剂从主治症候、病机、药性方义、治则、化裁、禁忌、鉴别等加以论述。如对麻黄汤的注释，就引用了朱肱、喻嘉言、李士材、李时珍、王履、张子和、王海藏、刘草窗，及《内经》《活人书》等10余家名言硕论，从各方面加以阐述。通过汇集诸家之论，或同或异，各存所见，以备参稽，打破了此前只重视照搬经典的僵化局面。

（3）《医方集解》方源分析

《医方集解》共载方865首，其中正方377首、附方488首（不包括救急良方），主要根据功用、主治病证及专科分为补养、发表、涌吐、攻里、和解、理气、理血、祛风、祛寒、清暑、利湿、润燥、泻火、除痰、消导、收涩、杀虫、明目、痈疡、经产及救急22类方剂。

①明确方剂选录标准

《医方集解·凡例》谓："本集所载，皆中正和平，诸书所共取，人世所常用之方。即间有一二厉剂，亦攻坚泻热所必需者，犹然布帛菽粟之味也。至于药味幽僻，采治艰难，及治奇证怪病者，概不选录；又方虽出自古人，而非今人所常用者，亦不选录。古人立方，分两多而药味寡，譬如劲兵，专走一路，则足以破垒擒王矣。后世无前人之朗识，分两减而药味渐多，譬犹广设攻围，以庶几于一遇也。然品类太繁，攻治必杂，能无宜于此不宜于被者乎。兹集药过二十味以上者，概不选录。"

汪昂明确指出了《医方集解》方剂的选录标准，概括起来有三选三不选。三选是：一选"中正和平，诸书所共取，人世所常用之方"；二选少量的"攻坚泻热所必需的厉剂"；三选古今"相袭之方，不知始于何人，而不可废者"。三不选是：一不选"药味幽僻，采治艰难，及治奇证怪病者"；二不选"方虽出自古人，而非今人所常用者"；三不选"药味超过20味以上者"。由于该书以普及实用为目的，汪氏本着只选疗效确切、中正和平、药味少而易得，及治疗常见病、多发病的医方。所选方剂，既要便于学习掌握，切合临床实际，更有利于普及。值得注意的是汪昂将仲景《伤寒》诸方尊为"古今方书之祖"，所选之方较多，而且"注释犹加详悉"也是《医方集解》显著的特点之一。

②方剂来源分析

按历史时代统计，《医方集解》所收录的汉代方剂157首，晋唐时代方剂36首，宋代方剂197首，金元时代方剂252首，明代方剂127首，清代方剂95首。

其一，汉代仲景方157首。汪昂十分尊崇仲景方，认为"方之祖，始于仲景，后人触类而扩充之，不可计殚，然皆不能越仲景之范围"。书中选取的仲景方有157首，占18%。众所周知，仲景方组方严谨，用药精当，疗效卓著，极受汪氏的推崇。《医方集解》发表剂共选方65首，其中仅仲景方就有34首，占52%。另外祛寒剂和和解剂、攻里剂、涌吐剂，伤寒方均占较大的比重。汪昂对这部分方剂的药物组成、功用、主治病证及煎煮方法等，多以张仲景原文为依据，记载比较翔实。在方论阐释上，汪昂精选成无己、庞安时、李时珍、喻嘉言等名家医论详加阐发。他博采众家，既有全用古人者，亦有自出心裁者，凡有其自身体会之处，则于方后注明"昂按"，以示己见。

其二，晋唐时期方剂36首。《医方集解》共选晋唐时期的方剂36首。其中代表性比较强的有东晋葛洪《肘后备急方》中的葱豉汤、獭肝丸，唐王焘《外台秘要》中的黄连解毒汤，孙思邈《千金要方》《千金翼方》中的独活寄生汤、当归建中汤、大小续命汤等著名医方。这一时期的方剂在全书所占比例很小，总共占全书方剂的4%，且比较分散，有的只以附方的形式一带而过。

其三，宋代方剂 197 首。宋代是我国方剂学的发展的重要时期，政府组织编撰了《太平圣惠方》《圣济总录》《太平惠民和剂局方》等大型方书，内容涵盖内、外、妇、儿、五官、针灸、正骨各科，其中许多方剂至今仍在临床广泛应用。全书选自宋朝的方剂有 197 首（占 22%），出自《太平惠民和剂局方》的方剂最多，有 45 首。例如，川芎茶调散、葛根解肌汤、三拗汤、藿香正气散、六君子汤、人参败毒散、香苏饮、紫雪丹等，逍遥散、龙胆泻肝汤、凉膈散、二陈汤、平胃散，钱乙《小儿药证直诀》的六味地黄丸、泻青丸、泻白散、导赤散、异功散、补肺阿胶散、泻黄散等 11 首方剂以体现其脏腑证治理论。陈无择《三因极一病证方论》有附子理中汤、干霍乱吐方、丁香散、玉屑无忧散、苍耳散等 10 首方剂。陈自明《妇人大全良方》的紫菀汤、白芷散、牡丹皮散等 11 首方剂，严用和《济生方》有肾气丸、疏凿饮子、导痰汤、四磨汤、羚羊角散等共 18 首方剂，王硕《易简方》有三生饮、芎术除湿汤、星香散等 6 首方剂。此外，还有朱肱《伤寒类证活人书》、杨倓《杨氏家藏方》、韩祗和《伤寒微旨论》等医书中的部分方剂。

其四，金元时期的方剂 252 首。金元四大家的出现，产生了不同流派的学术争鸣。汪昂各取其长，兼收并蓄，全书共选金元时期的方剂 252 首（29.2%），出自金元四大家的就有 168 首。汪昂接受了刘完素的火热论，认为"六气皆从火化"，"五志过极，皆为热甚"，故选用了刘完素《宣明论方》中的防风通圣散、鸡苏散、碧玉散、石膏羌活散等共 47 首方剂，以体现其"以寒凉清其热"的治疗法则。选用张子和《儒门事亲》中的生肌散、禹功散、三圣散等共 6 首方剂，以体现张氏治病主张通过汗、吐、下三法以驱邪外出的思想。选李杲《脾胃论》中的补脾胃泻阴火升阳汤、升阳除湿防风汤、补中益气汤、清暑益气汤、清胃散、半夏白术天麻汤、清燥汤等共 83 首方剂，体现了治病调补脾胃的重要性。选用朱震亨《丹溪心法》

的大补阴丸、参芦散、越鞠丸、咳血方、左金丸、控涎丹等 32 首方剂，又体现了治病须顾护阴液的重要性。除金元四大家外，还选取王好古、罗天益、许国祯、张元素等医家的部分方剂。

其五，明清时期的方剂 222 首。《医方集解》共选明清时期的方剂 222 首，其中明代方剂 127 首，清代方剂 95 首。其中，出自明朝朱橚《普济方》中的三物香薷饮和柏子仁丸等 6 首方剂，李梴《医学入门》中的龙虎济阴丹、五积散、人参清肌散等 7 首方剂，陶华《伤寒六书》中的再造散、回阳救急汤、升阳散火汤、益元汤等 15 首方剂，吴崑《医方考》的化虫丸、通顶散、清气化痰丸、抑青丸等 16 首方剂，秦景明《脉因脉治》的丁香柿蒂汤、都气丸、戊己丸等 4 首方剂，王肯堂《证治准绳》的清骨散、代抵挡丸等 6 首方剂，虞抟《医学正传》的荆防败毒散、桔梗汤 2 首方剂，还有徐春甫、翁仲仁等医家的部分方剂。

出自清代的，有喻嘉言《医门法律》的姜附归桂参甘汤等 2 首方剂，林珮琴《类证治裁》中的三圣丸，翁藻《医钞类编》的春泽汤、妙应丸、十味人参散等。还包括汪昂自创方剂 45 首，不知出处的方剂 27 首。这部分方剂，可能是作者同时代社会上常用的效验方。

全书最后又附 22 首救急良方，以备急用。还附有供养生参考的《勿药元诠》，警示世人养生防疾之道，体现了中医治未病的精神。

（4）《医方集解》对仲景学术的研究

①《医方集解》所载仲景方数目及类别

仲景方剂没有明确分类，随所治病证而附于六经病及杂病各篇证治条文之下，为便于掌握和理解，往往以方名证而谓之桂枝汤证、麻黄汤证等。作为方剂学专著，《医方集解》则按照功效及病证专科将方剂分为 22 类。这种体例突出了理法与方药的关系，增强了方剂的系统性，扩大了方剂的应用范围，既符合临床实际，又便于学习、理解和掌握。《医方集解》收录的仲景 157 方及归属类别如下：

补养之剂：有肾气丸（桂附八味丸）1 方。

发表之剂：有麻黄汤及 4 个附方（麻黄杏仁甘草石膏汤、麻黄加术汤、麻黄附子汤、甘草麻黄汤）；桂枝汤及 19 个附方（桂枝甘草汤、桂枝加附子汤、桂枝附子汤、桂枝新加汤、桂枝加芍药汤、桂枝加大黄汤、桂枝去桂加茯苓白术汤、桂枝加厚朴杏仁汤、茯苓桂枝甘草大枣汤、桂麻各半汤、桂枝二麻黄一汤、桂枝二越婢一汤、小建中汤、黄芪建中汤、桂枝加黄芪汤、桂枝五物汤、栝蒌桂枝汤、桂枝加龙骨牡蛎汤，葛根汤）；大青龙汤、小青龙汤及附方小青龙加石膏汤；葛根汤及 2 个附方（桂枝加葛根汤、葛根加半夏汤）；麻黄附子细辛汤和麻黄附子甘草汤，共 34 方。

涌吐之剂：有瓜蒂散、独圣散（一物瓜蒂汤）、栀子豉汤及附方栀子甘草豉汤、栀子生姜豉汤、栀子干姜汤、栀子厚朴汤、栀子大黄汤、枳实栀子豉汤，共 9 方。

攻里之剂：有大承气汤、小承气汤、麻仁丸、调胃承气汤、桃仁承气汤、大陷胸汤、白散、大陷胸丸、十枣汤、小陷胸汤、蜜煎导、猪胆汁导，共 12 方。

表里之剂：有大柴胡汤、柴胡加芒硝汤、桂枝加大黄汤、葛根黄芩黄连汤 4 方。

和解之剂：有小柴胡汤、柴胡加芒硝汤、柴胡加桂枝汤、柴胡加龙骨牡蛎汤、柴胡桂枝干姜汤、柴胡去半夏加栝蒌根汤、厚朴生姜半夏甘草人参汤、黄连汤、黄芩汤、黄芩加半夏生姜汤、芍药甘草汤、甘草干姜汤、芍药甘草附子汤、栝蒌薤白白酒汤、栝蒌薤白半夏汤、枳实薤白桂枝汤、黄连阿胶汤，大黄甘草汤，共 18 方。

理气之剂：有旋覆代赭汤、橘皮竹茹汤 2 方。

理血之剂：有桃仁承气汤、抵挡汤、抵挡丸、柏叶汤 4 方。

祛风之剂：有侯氏黑散、风引汤 2 方。

祛寒之剂：有理中汤、理中丸、四逆汤、桂枝人参汤、术附汤、干姜附子汤、白通汤、白通加人尿猪胆汁汤、四逆加人参汤、茯苓四逆汤、芍药甘草附子汤、甘草干姜汤、当归四逆汤、四逆散、四逆加吴茱萸生姜汤、真武汤、附子汤、吴茱萸汤、大建中汤、小建中汤、黄芪建中汤、白术附子汤、甘草附子汤 23 方。

清暑之剂：有五苓散、人参白虎汤、竹叶石膏汤 3 方。

利湿之剂：有五苓散、茵陈五苓散、猪苓散、猪苓汤、泽泻汤、茯苓甘草汤、茯苓桂枝白术甘草汤、小半夏加茯苓汤、小半夏汤、大半夏汤、加味肾气丸、越婢汤、防己黄芪汤、防己茯苓汤、肾著、甘草干姜茯苓白术汤、茵陈蒿汤，共 17 方。

润燥之剂：有炙甘草汤、麦门冬汤、猪膏发煎 3 方。

泻火之剂：有栀子柏皮汤、三黄泻心汤、附子泻心汤、大黄黄连泻心汤、半夏泻心汤、甘草泻心汤、生姜泻心汤、白虎汤、人参白虎汤、桂枝白虎汤、竹叶石膏汤、桔梗汤、甘草汤、白头翁汤，共 14 方。

除痰之剂：有小半夏加茯苓汤、橘皮汤、生姜半夏汤、桂苓甘术汤 4 方。

消导之剂：有枳术汤。

收涩之剂：有赤石脂禹余粮汤、桃花汤 2 方。

杀虫之剂：有乌梅丸。

痈疡之剂：有皂荚丸。

经产之剂：有胶艾汤、白术散、竹叶汤、当归散、当归生姜羊肉汤 5 方。

救急良方：救暴死用"捣韭菜汁灌鼻中"，自缢死方、溺死方，3 方皆出于《金匮要略》杂疗方。

②《医方集解》对经方阐释的特点

张仲景《伤寒杂病论》，后世分为《伤寒论》和《金匮要略》两部书。张仲景之后至清初1500余年，注疏仲景之书者极多，汪昂尤为推崇陈无择和吴崑二人。《医方集解·自序》说："方之有解，始于陈无择，无择慨仲景之书，后人罕识，爰取《伤寒论》而训诂之，诠证释方，使观者有所循入。诚哉仲景之功臣，而后学之先导矣""仲景《伤寒论》，前人印定眼目，自陈无择而外，鲜所发明"《医方集解·凡例》："及宋陈无择始将仲景之书先释病情，次明药性，使观者知其绪端，渐得解会，其嘉惠后人之心，可谓切至。而世犹以循文训释讥之，不知仲景之书，文浅义深，至为难读，其良法奥旨，虽非陈氏所能彻尽，然不读陈氏之训解，又安能入仲景之门庭乎？自陈氏而后，历年数百，竟未有继踵而释方书者。"他批评"陶节庵虽著《伤寒六书》，参合后贤之治法，尽更仲景之方名，究未尝有片言只字发挥仲景一证一方者，又变前法，不复分经论治。仲景之书奥妙难穷，节庵之书，显浅易读，世人奉为蓍蔡，故识见愈卑猥也。"直到明代，"始有吴鹤皋集《医方考》，文义清疏，同人脍炙，是以梨枣再易，岂为空谷足音，故见之而易喜欤？""然吴氏但一家之言，其于致远钩深，或未彻尽。"（《医方集解·自序》）认为吴氏著作只是一家之说，其在解释深奥的方剂理论方面尚未透彻详尽，且"每证不过数方，嫌于方少，一方而二三见，又觉解多"（《医方集解·凡例》）。于是汪昂"仿陈氏、吴氏遗意而扩充之，采辑古方，先详受病之由，次解用药之意，而又博采硕论名言，分别宜用忌用，惟求义朗，不厌词繁，颇竭苦心"（《医方集解·凡例》）而著成《医方集解》一书。研读《医方集解》，概括汪氏对张仲景方的阐释有以下特点：

其一，以《伤寒杂病论》为方书之祖，经方是各类方剂的基础。

《医方集解·自序》谓："方之祖，始于仲景，后人触类而扩充之，不可计殚，然皆不能越仲景之范围。"《医方集解·凡例》云"仲景《伤寒》诸方，为古今方书之祖。"仲景方用药简练，配伍精当，效专力宏，且组方法度严谨，是后世组方的楷模和各类方剂的基础，因此备受历代医家的推崇和重视。《医方集解》共载方860多首，而仲景方157首，约占1/5；全书22类方剂中，在21类中皆有仲景方，且大多将仲景列于篇首，作为各类方剂的基础方而予以重点阐释。如发表之剂65首，以麻黄汤为首方，仲景经方达到34首，约占52%；攻里之剂31首，以大承气汤为首方，涉及麻仁丸、桃仁承气汤、大陷胸汤、十枣汤等11方，约占35%；表里之剂17首，以大柴胡汤为首方，涉及仲景方4首；和解之剂53首，以小柴胡汤为首方，涉及柴胡桂枝干姜汤等18方，约占34%；祛寒之剂57首，以理中汤为首方，涉及四逆汤、干姜附子汤、真武汤、附子汤、吴茱萸汤、大建中汤、白术附子汤、甘草附子汤等23方，约占40%；利湿之剂58首，以五苓散为首方，涉及茵陈五苓散、猪苓汤、防己茯苓汤、茵陈蒿汤等17方，约占30%；泻火之剂90首，涉及大黄黄连泻心汤、白虎汤、竹叶石膏汤、白头翁汤等14方，约占16%。由此可见仲景方在《医方集解》中所占的地位，也体现了汪氏对仲景学术的推崇。

其二，以治法及专科统方，方剂编排分类合理。

张仲景《伤寒论》《金匮要略》均是临床病证治疗学专书，而非方剂学专著。其方剂没有明确的分类，而随所治疗病证附于六经病及杂病各篇病证论治条文之下，为便于掌握和理解，后世往往以方名证而谓之桂枝汤证、麻黄汤证、桂枝芍药知母汤证等。《医方集解》中，汪昂将所选157首仲景方，以功效为主，结合病证专科分类归属于补益、发表、涌吐、攻里、表里、和解、理气、理血、祛寒、祛风、杀虫、经产、急救等21类中，从而确立了仲景方在方剂学中的主导地位。

其三，按照方剂学的特点，阐发分析制方理论。

对仲景方作解始于金·成无己《伤寒明理论·药方论》，该书首次运用君臣佐使的组方理论对《伤寒论》中 20 首基本方剂的配伍方义进行了分析，开创了方剂理论研究的先河。汪昂在《医方集解》中，首列概述、次列方名，再述主治病证或功效，汇列仲景原条文，解析病机，列述药物组成、剂量、煎服法，指出本方主治的六经归属、分析方义，其中穿插选录医家论述并提出己见等。完全按照方剂学的体例，阐发分析诸方的制方理论。

例如，祛寒之剂曰："寒中于表宜汗，寒中于里宜温，盖人之一身，以阳气为主。经曰：阳气者若天与日，失其所则折寿而不彰。寒者，阴惨肃杀之气也，阴盛则阳衰，迨至阳竭阴绝则死矣。仲景著书，先从伤寒以立论，诚欲以寒病为纲，而明其例也。其在三阳者，则用桂、麻、柴、葛之辛温以散之；其在三阴者，非加姜、附、桂、萸之辛热，参、术、甘草之甘温，则无以祛其阴冷之邪渗，而复其若天与日之元阳也。诸伤寒湿者，皆视此为治矣。"概论寒证的病机、分类、治法及选药范围等。首方"理中汤"功效为"温中"，主治"伤寒太阴病自利不渴，寒多而呕，腹痛粪溏，脉沉无力；或厥冷拘急，或结胸、吐蛔，及感寒霍乱"；次列方剂药物组成、随症加减等；概括本方的归经"此足太阴药也"，方义分析，最后列述以理中汤为主化裁的 9 首衍化方（即附方）：附子理中汤、枳实理中丸、理中安蛔丸、桂枝人参汤、连理汤、补中汤、温胃汤、黄芪汤、治中汤。

汪昂认为，凡病必有原因，其受病邪不同，人体禀赋各异，侵犯的脏腑不一，其病机变化也不相同，从而引起各种不同的病证。分析方义应将理、法、方、药贯穿起来。因此，汪昂在每方之下，详细说明医方所适应的病证、药物组成、制剂用法，并重点剖析其性味归经、配伍意义。例如，大建中汤主"中寒腹痛"；治疗"心胸中大寒痛，呕不能饮食，腹中寒气上冲皮起，出见有头足，上下痛而不可触近者"。再分析病因病机为"阳受气于胸中。阳虚则阴邪得以中之。阴寒之气进而上冲，横格于中焦，故见高起、痛呕不可触近之证。心为阳，寒为阴，寒乘于心，冷热相激故痛。寒乘于脾，脾冷弱不消水谷，心脾为子母之脏，为邪所乘，故痛而呕，复不能饮食也。"接着列述药味组成、剂量、煎服方法。指出本方的归经"此足太阴、阳明药也"；分析其方义："蜀椒辛热，入肺散寒，入脾暖胃，入肾命补火；干姜辛热，通心助阳，逐冷散逆；人参甘温，大补脾肺之气；饴糖甘能补土，缓可和中。盖人之一身，以中气为主，用辛辣甘热之药，温健其中脏，以大祛下焦之阴，而复其上焦之阳也。"

其四，精选名家诠释，突出集解特点。

汪昂非常重视对方解的编写。如《医方集解·凡例》云："读方不得其解，治疗安所取裁"；于是"裒合诸家，会集众说，由博返约，用便搜求"，以方为纲，精选历代名家诠释而阐发医理方义，故名《医方集解》。在阐释经方时，势必要厘清原委，故先录仲景证治原文，以明其本意，其次选历代注家之论，最后提出个人见解或指出注家得失等。如汪氏所言："近世如方中行、喻嘉言、程郊倩辈，各著伤寒论辨，虽有偏驳，未能尽合经意，然间有一二新义，为从前所未发者，故多录之。"（《医方集解·凡例》）故研读《医方集解》，即可了解汪氏之前医家对仲景学术的研究概况。例如，如发表之剂大青龙汤，先列《伤寒论》38、39条为主治证，次引成无己之注。38条"若脉微弱，汗出恶风，不可服此，服之，则为逆，筋惕肉瞤，此为逆也"。指出"此即少阴过汗亡阳之证，故仲景更立真武汤以救其误"，确属画龙点睛之语。对39条成氏"无少阴证者"一句的诠释，汪氏认为："成注非也，此汤必脉浮紧、浮数，烦躁无汗，方可服之。仲景恐少阴烦躁而误服此则逆，故加'无少阴证'一句。大法太阳烦躁宜汗，阳明烦躁宜下，阴证烦躁宜温。"由此可见，汪氏是以仲景原文为依据，对成氏的错误认识加以纠正，澄本清源，以便后世读者继承正确的理解仲景原义。

　　大青龙汤是张仲景发表清里的重剂，故汪氏在《医方集解》中承三纲鼎立说，首辨桂枝汤、麻黄汤、大青龙汤三方的证治异同，"足太阳膀胱经，表病也，而表有营卫之不同，病有风寒之各异。仲景治分三证：桂枝解肌驱风，麻黄发汗散寒，青龙风寒两解，各分疆界，鼎足三大纲也"。次辨烦躁一症，有不汗出之烦躁与发汗后之烦躁，有下后之烦躁与未下之烦躁，还有阳证烦躁与阴证烦躁之异，有在表在里、阳虚阴盛之别。引用陶节庵的观点："此汤险峻，须风寒俱甚，又加烦躁，乃可与之。"强调"若少阴烦躁而误服此，则有亡阳之变矣"。进一步分析大青龙汤的组方特点是在多味辛温解表药中配伍一味清热之石膏，而引喻嘉言之说，"石膏一物，入甘温队中则为青龙，从清凉同气则为白虎。夫风寒皆伤，宜从辛甘发散矣。而表里又俱热，则温热不可用，欲并风寒表里之热而俱解之，故立白虎一法，以辅青龙之不逮也"。

　　再如，收涩之剂桃花汤主"少阴下利"治"治少阴病，二三日至四五日，腹痛小便不利，下利不止，便脓血者"。广引多位医家的诠释。然而对本证下利便脓血的性质，注家见解迥异，成无己、朱丹溪、程郊倩谓寒，王肯堂、吴崑则谓热。汪氏结合张仲景所论，综合分析后指出："成氏生于千载之后，而能昌明仲景之书，使后学有所循入，其功非小。……窃谓便脓血者，固多属热，然岂无下焦虚寒，肠胃不固，而亦便脓血者乎？若以此为传经热邪，仲景当用寒剂以散其热，而反用石脂固涩之药，使热闭于内而不得泄，岂非关门养盗，自贻伊戚也耶？观仲景之治协热利，如甘草泻心、生姜泻心、白头翁等汤，皆用芩、连、黄柏，而治下焦虚寒下利者，用赤石脂禹余粮汤，比类以观，斯可见矣。"（《医方集解·六卷·收涩之剂》）认为"此证乃因虚以见寒，非大寒者，故不必用热药，惟用甘辛温之剂以镇固之耳。《本草》言'石脂性温，能益气调中固下'，未闻寒能损胃也。"（《医方集解·六卷·收涩之剂》）汪氏之言，既合医理，又切临床，这一观点已为后世伤寒学家和方剂学家所接受。

其五，阐明诸方衍化过程，明确方剂源流轨迹。

《医方集解·自序》云："方之祖，始于仲景，后人触类而扩充之，不可计殚，然皆未能越仲景之范围。"仲景方建立在审证求因、辨证立法、据法选药组方的基础上，而法度谨严、用药简练、配伍精当、效专力宏是其显著特点，故被视为后世组方的典范，也是各类方剂的源头。《医方集解》多将仲景方作为各类方剂的基础方而重点阐释，并以仲景所论为依据附列其衍化方及后世的发展方。使读者习之，既可明了方剂的源流，又能掌握方剂加减化裁规律，为临床创制新方提供思路。

如桂枝汤为《伤寒论》中第一方，张仲景在《伤寒杂病论》中以桂枝汤为基础进行化裁而成的方剂多达 20 余首。《医方集解·发表之剂》分析桂枝汤方义后，采取以方类证法，汇集《伤寒论》《金匮要略》原文，列出桂枝汤的 19 个衍化方，如桂枝甘草汤、桂枝加附子汤、桂枝附子汤、桂枝新加汤、桂枝加芍药汤、桂枝加大黄汤、桂枝去桂加茯苓白术汤、桂枝加厚朴杏仁汤、茯苓桂枝甘草大枣汤、桂麻各半汤、桂枝二麻黄一汤、桂枝二越婢一汤、小建中汤、黄芪建中汤、桂枝加黄芪汤、（黄芪）桂枝五物汤、栝蒌桂枝汤、桂枝加龙骨牡蛎汤、葛根汤，并且指出其主治证候。此外还介绍孙思邈当归建中汤（小建中汤加当归）、陶节庵疏邪实表汤（加白术、川芎、羌活、防风、饴糖）。由此即可看出桂枝汤的衍化轨迹，亦证实柯琴所言：桂枝汤"为仲景群方之魁，乃滋阴和阳，解肌发汗，调和营卫之主方"。

其六，不拘泥于古说旧论，联系实际发展创新。

中医学需要继承的知识比较多，往往容易使后学者思维多侧重于传统而非创新。但纵观《医方集解》，汪昂是一位与时俱进、具有创新精神的医学实践家。在分析仲景方义，阐释医理引用前代医家注疏时并不盲从，而密切联系临床实践，能够大胆质疑、提出己见，从而发展仲景学术。例如，仲景瓜蒂散具有吐实邪之功，除记载《伤寒论》166条适应证外，又补充"治卒中痰迷。涎潮壅盛，颠狂烦乱，人事昏沉，五痫痰壅，及火气上冲，喉不得息，食填太阴，欲吐不出。亦治诸黄急黄。"还结合临床实际，指出"吐时须令闭目，紧束肚皮。吐不止者，葱白汤解之，良久不出者，含砂糖一块即吐"。

仲景蜜煎导、猪胆汁导皆属外导法，原书论述比较简要。汪昂遵陶节庵之经验在蜜煎导中加入少许皂角末；并补充猪胆汁导的具体使用方法："猪胆一枚，取汁，入醋少许，用竹筒长三四寸，以一半纳谷道中，将胆汁灌入肛中，顷当大便。"最后，汪昂还指出诸外导法的适应证："津液枯者宜蜜导，热邪盛者宜胆导，如冷秘者削酱姜亦能导之。"

书中还联系大建中汤的证治，对"痛无补法说"提出质疑。因本证"心胸中大寒痛，呕不能饮食，腹中寒气上冲皮起，出见有头足，上下痛而不可触近"，仲景用人参、饴糖等大补之药治疗。汪昂指出："俗云诸痛无补法。此证至于不可触近，痛亦甚夫。仲景乃用人参、饴糖大补之药，将以仲景为信欤？抑以后人为然欤？"（《医方集解·四卷·祛寒之剂》）告诫医者临床不必拘泥于"按之不痛为虚，痛者为实"说，虚寒证亦有剧痛而不可触近者。

又如，理中丸适应证改《伤寒论》396条"胸上有寒"为"胃中有寒"，则更符合本证病机；在当归四逆汤方通草下注"木通"二字等，皆体现了汪昂的学识和胆识。

《医方集解》是清代方剂学方面影响最大的著作，该书为理、法、方、药具备，理论结合实践，除了继承、汲取更多仲景经方的精华之外，也做到了厚积薄发，书写新意。汪昂的认识，常常起到画龙点睛的作用，在历代有争议之处也给读者以启迪作用，称得上是"医学之全书，岐黄之捷径"。

但由于时代条件所限，汪昂参阅的资料也有限，"昂藏书既寡，见闻不多，集中采用，不满数十家"，本书在方名、方源、方剂组成、方剂归类、选方、论述等方面仍有某些不足之处。如方名标写错乱，将仲景"桃核承气汤"易名"桃仁承气汤"，容易使初学者和温病学家的"桃仁承气汤"混淆；将"麻黄细辛附子汤"易名"麻黄附子细辛汤"；《金匮要略》"白术附子汤"易名为"术附汤"，将旋覆代赭汤易名为"代赭旋覆汤"等，就显得不太严谨。对某些方剂的归类欠妥，如栀子豉汤归为涌吐剂、四逆散归于祛寒剂而列于四逆汤之后。某些内容论述欠妥，如五苓散的功效归纳为"利湿泻热"，将炙甘草汤列为"润燥剂"且属"手足太阴经药也"，"柴胡桂枝汤"注为"本方（柴胡汤）加桂枝"等，有待进一步商榷。选方也存在不足，如黄土汤、大黄牡丹汤、桂枝茯苓丸、麻黄连轺赤小豆汤等临床常用方剂均未收录。但瑕不掩瑜，仍无损于《医方集解》对仲景学术贡献这一丰功伟绩。

2.《汤头歌诀》

（1）编撰《汤头歌诀》的背景与目的

汪昂由博返约编撰了《本草备要》《医方集解》之后，仍觉其中内容繁多，"惟恐读者不易掌握"，临床难以施用，行旅携带不方便，故又仿前人编写歌诀的体例，选取临床最常用的方剂203首编写了《汤头歌诀》。汪昂在《汤头歌诀·凡例》中说："拙著《医方集解》，网罗前贤方论，卷帙稍繁，不便携带，故特束为《歌诀》，附于本草之末，使行旅可以轻赍，缓急得以应用也。"

汪昂认为，"方之祖，始于仲景"；"仲景《伤寒》诸方，为古今方书之祖"。在《伤寒论》中，六经病证的发生、发展有着很典型的规律性，其立法用方也同样有着严密的逻辑性。仲景据证立法，按法选药组方施治，务必使"病皆与方相应者，乃服之"。故在《伤寒论》中又有桂枝汤证、麻黄汤证、柴胡汤证、白虎汤证、承气汤证等，方证是《伤寒论》辨证论治的基本单位。不以病名病，而以方药名病，这是张仲景"因病施药，以药合证，而后用之"（《汤头歌诀·原序》）的学术思想。这一思想被汪昂悟透之后，对当时医者那种"不辨证候，不用汤头，率意任情，治无成法"（《凡例》）的习俗十分感慨。他一针见血地指出，这是"制器而废准绳，行阵而弃行列，欲以已病却疾，不亦难乎？"（《凡例》）汪昂认为仲景论证、论治、论方、论药，是一种"成法"，否则便是"治无成法"。因此，他特别强调："古人制方，佐使君臣，配合恰当，从治、正治，意义深长，如金科玉律。"（《凡例》）中医临床治病必须讲究理、法、方、药的法度，能够坚持这一法度，乃是后人的"楷则"。至于"神而明之，变而通之"，或如"淮阴背水之阵"，那只是灵活的变通，其实也在法度之中。他严厉批评不循法度者，是"制器而废准绳，行阵而弃行列"，必然难以获得好的疗效。因此汪昂"以所主病证，括之歌中，间及古人用药制方之意，某病某汤，门分义悉，理法兼备，体用具全，千古心传，端在于此。实医门之正宗，活人之榖率。"（《原序》）由此可见，汪昂编写《汤头歌诀》的目的，一方面是执简驭繁，便于初学者对汤方的诵读记忆；更重要的是通过对方歌的诵习，使每一位学者都能掌握中医临床最基本的思维模式，而有助于对理、法、方、药的掌握与应用。

《汤头歌诀》最早附载于《本草备要》之后，刊行于康熙三十三年（1694）。其歌诀音韵流畅，读之爽朗神怡，学者易诵、易记、易用。是书一经问世，即众口成诵，风行海内，流传百世，其流风所及几乎达到了鼎盛的地步。这种诗歌体裁的构思艺术，对后世书的撰写影响很大，如陈修园就有《伤寒方歌括》《长沙方歌括》《金匮方歌括》《时方歌括》等；现代方剂学教材一般都附有歌诀，成为学习、记忆、掌握方剂的重要手段。

（2）《汤头歌诀》的体例及特点

编撰歌赋是普及中医医学知识的常用形式，汪昂之前的医家也曾编撰过大量的中医药辞赋歌诀。例如，金元时代有《药性赋》《珍珠囊药性赋》，明代李梴编著《医学入门》等。汪昂《汤头歌诀》是在总结前人歌赋经验基础上，结合本人的学识体验而编成的。

①七言韵语歌诀

"汤头歌诀"也即汤头诗篇。但凡诗词，均要求以极为简练的语言高度概括某一事物。中国历史上那些千古传诵的诗篇，都是语言精练、韵律和谐、创意隽永、寓意深远的精品。故中医歌诀的编撰者，必须具有渊博的传统文化素养和深厚的中医功底。汪昂少年攻读经史，长于文学，为明末诸生，必洞悉诗词；中年后潜心中医药学研究，积40余年之心力，博极医源，编撰歌诀可谓发挥其所长。

汪昂之前的旧本《汤头歌诀》，"辞多鄙率，义弗该明，难称善本"（《原序》），而且词语"尚欠详顺"。汪昂经过巧妙构思、反复锤炼，将常用方剂按诗韵编成七言韵语歌诀，其平仄、起承、转合皆循七言律诗规范，不仅文精义博，切于实用，而且读之朗朗上口，便于诵读、记忆和掌握，深受临床医家的欢迎。诗的格律运用于方剂歌诀，并非汪昂所首创，但其对后世的影响，则以汪昂《汤头歌诀》为最著。这与汪昂在古诗文辞方面有极深的造诣分不开，他以一代宗工而潜心编写中医学方剂歌诀并广泛传诵，流传数百年而不衰，这是中医药理论发展史上的幸事。

需要特别说明的是，汪昂所编《汤头歌诀》，虽然音韵"悉按沈约《诗韵》"，但个别歌诀因限于方名、药名及主治病证的局限，其"平仄，不能尽协"。汪昂在"凡例"中专门予以说明，也体现了作者朴实的学风。

②一歌包含多方

《汤头歌诀》凡例云："古歌四句，仅载一方，尚欠详顺。本集歌不限方，方不限句，药味药引，俱令周明……或一方而连汇多方，方多而歌省，并示古人用药触类旁通之妙，间及加减之法，便人取裁。"汪昂《汤头歌诀》选临床最常用的203首方为正方，以其为基础编撰歌诀；在此基础上的随证化裁衍化方122首为附方。在一首歌诀中，往往包括多首方剂。这样不仅节约了篇幅，而且揭示该方临床加减化裁的用药规律。例如，四君子汤歌曰："四君子汤中和义，参术茯苓甘草比；益以夏陈名六君，祛痰补气阳虚弥；除却半夏名异功，或加香砂胃寒使。"(《补益之剂》)一首歌诀内，包含了四君子汤、六君子汤、异功散、香砂六君子汤4首方剂。再如，黄芩歌曰："黄芩汤用甘芍并，二阳合利枣加烹；此方遂为治痢祖，后人加味或更名；再加生姜与半夏，前症皆呕此能平；单用芍药与甘草，散逆止痛能和营"。(《和解之剂》)在该方歌中，包括了仲景黄芩汤、黄芩加半夏生姜汤、芍药甘草汤3方；此外汪昂还在方注中介绍了《活法机要》黄芩芍药汤、洁古芍药汤2方。平胃散歌曰："平胃散是苍术朴，陈皮甘草四般药；除湿散满驱瘴岚，调胃诸方从此扩；或合二陈或五苓，硝黄麦曲均堪着；若合小柴名柴平，煎加姜枣能除疟；又不换金正气散，即是此方加夏藿。"(《消补之剂》)

③理法方药兼备

汪昂《汤头歌诀·原序》云："以所主病证，括之歌中，间及古人用药制方之意，某病某汤，门分义悉，理法兼备，体用具全，千古心传，端在于此。实医门之正宗，活人之觳率也。"《汤头歌诀》的内容概括了方名、组成、功用、主治病证、发病机理，或用法用量等，理法方药兼备，一首歌诀即是一个独立的单元。系统掌握一首歌诀，就能全面了解该方的主治证候、病因病机甚至加减化裁等。

例如，小青龙汤歌诀："小青龙汤治水气，喘咳呕哕渴利慰，姜桂麻黄芍药甘，细辛半夏兼五味。"(《发表之剂》)前二句概括其方名、主治及主要临床表现，说明了病因和病证；后二句是药物的妙合入韵，成为一个和谐的整体。麻黄附子细辛汤，歌曰："麻黄附子细辛汤，发表温经两法彰；若非表里相兼治，少阴反热曷能康？"（《发表之剂》）

麻黄附子细辛汤出自《伤寒论》少阴病篇 301 条："少阴病，始得之，反发热，脉沉者，麻黄细辛附子汤主之。"此乃少阴阳虚兼太阳表寒，亦即"太少两感证"。由于少阴心肾阳气素虚，而有精神萎靡不振、但欲寐、畏寒怯冷等症，故仲景以"少阴病"冠首。"始得之"既言受邪之初，也说明病程较短，里阳虽虚而尚能与外邪抗争，故"反发热"；用"反"字，提醒此非单纯少阴里证，也非虚阳外浮之假热。毕竟少阴里阳不足，鼓动无力，所以脉搏不浮而沉；"脉沉者"又提示此非单纯太阳表证。此属太少两感，表里皆寒，单独发表则伤里，单纯温里又碍表，故施以表里双解法。用麻黄细辛附子汤温经扶阳，发汗解表。歌诀前两句说明该方由麻黄、附子、细辛三味药组成，具有发表解表、温经扶阳之功效；后两句则揭示本证属少阴阳虚、寒束太阳之太少两感，只宜扶阳解表、表里同治才能使其康复。汪昂将"麻黄细辛附子汤"误作"麻黄附子细辛汤"是其不足。

大承气汤歌曰："大承气汤用芒硝，枳实大黄厚朴饶；救阴泻热功偏擅，急下阳明有数条。"（《攻里之剂》）大承气汤出自《伤寒论》阳明病篇，是阳明腑实重证苦寒峻下的代表方。方以大黄苦寒泻热去实，荡涤胃肠；芒硝咸寒软坚润燥，通利大便；枳实、厚朴辛散消痞，降气除满，四物相合，共奏苦寒峻下实热，荡涤燥结之功。以其力峻效猛，作用快速，能承顺胃气舒转下行，故名大承气汤。该方在《伤寒论》中涉及条文较多，除用于痞满燥坚实俱全的阳明腑实重证之外，仲景又将其灵活用于阳明燥热内盛、灼伤真阴（土燥水竭），或少阴热化太过、病转阳明（水竭土燥）之六急下证，故又称之为急下存阴。歌诀前两句指出该方由大黄、芒硝、枳实、厚朴四味药组成；后两句则说明其峻下实热、荡涤阳明燥结，急下存阴的功效特点；并且揭示阳明腑实重证，痞满燥坚实俱全是其主治病证。

桃仁承气汤歌云："桃仁承气五般奇，甘草硝黄并桂枝；热结膀胱小腹胀，如狂畜血最相宜。"（《理血之剂》）桃核承气汤出自《伤寒论》太阳病篇 106 条："太阳病不解，热结膀胱，其人如狂，血自下，下者愈。其外不解者，尚未可攻，当先解外。外解已，但少腹急结者，乃可攻之，宜桃核承气汤。"太阳病表证未解，在表之邪热随经入腑，与血相结于膀胱（下焦）小腹部位，形成小腹急结、神志错乱如狂的蓄血证候。邪热与血相互搏结，使气血瘀滞，则小腹急结硬满；瘀热冲心，神明难安，故其人如狂。本证病机责之于瘀热内结，故除上述症状外，舌红紫斑，脉涩沉实，渴饮便秘等症状亦多并见。蓄血证随着人体正气的强弱，病邪的盛衰而有两种不同的转归。一是血结轻浅，蓄血自下，瘀热可随血而去，病可自愈，故称"血自下，下者愈"。二是病情较重，瘀热互结较深，血不能自下，蓄滞于内，此时非破血攻瘀而不能祛。惟其时表证未解者，应暂缓攻下，以免攻下后表邪内陷，故当先解其表，待表证解后，只有蓄血不去时，才可用桃核承气汤活血化瘀，通下瘀热。桃核承气汤即桃仁、桂枝合调胃承气汤组成。方中桃仁苦甘平，活血通瘀；大黄苦寒，泻热荡实、活血逐瘀；芒硝咸寒，软坚散结，助大黄导瘀热下行；桂枝辛温，通行血脉；炙甘草护胃安中而缓峻烈。诸药合用，共奏泻热逐瘀之功。歌诀前两句介绍方名及该方由桃仁、大黄、芒硝、桂枝、甘草五味药组成；后两句则说明邪热随经入腑与血搏结于膀胱的病机及小腹胀、其人如狂的证候特点，并指出本方主治太阳畜血证。惟汪氏在编撰此歌诀时有两点不足：其一，改"桃核承气汤"为"桃仁承气汤"；其二，在分析方义时谓"表证未除，故加桂枝调经解表"，则有失仲景原意。

补中益气汤歌云："补中益气芪术陈，升柴参草当归身；虚劳内伤功独擅，亦治阳虚外感因；木香苍术易归术，调中益气畅脾神。"（《理气之剂》）

前两句指出其方名和药物组成，中间两句说明其主治虚劳内伤及阳虚外感病证，最后两句则介绍其加减化裁方调中益气汤。

总之，汪昂在每一首歌诀中都将"理、法、方、药"概括其中，符合中医临证的思维模式，通过诵读熟记后，则有利于临床运用。正如汪昂所言："以此提纲挈领。苟能触类旁通，可应无穷之变也。"（《原序》）"是书篇章虽约，苟熟读之，可应无穷之变，远胜前人盈尺之书数部。"（《凡例》）

④歌后简附注释

由于方歌言简意赅，故汪昂在诸方歌之下附有简要注释，说明其药味、药量、方义、用法及使用注意事项等，以补方歌因音韵限制或过简之不足。汪昂云："方后稍为训释，推明古人制方本义，使用药者有所依据，服药者得以参稽，庶觉省便。"（《凡例》）

例如，严用和乌药顺气汤歌曰："乌药顺气芎芷姜，橘红枳桔及麻黄；僵蚕炙草姜煎服，中气厥逆此方详。"汪昂注云："厥逆痰塞，口噤脉伏，身温为中风，身冷为中气。中风多痰涎，中气无痰涎，以此为辨。许学士云：中气之症不可作中风治。喻嘉言曰：中风症多挟中气。乌药、橘红各二钱，川芎、白芷、枳壳、桔梗、麻黄各一钱，僵蚕去绿嘴炒、炮姜、炙草各五分，加姜、枣煎。麻、梗、芎、芷发汗散寒以顺表气，乌、姜、陈、枳行气祛痰以顺衰气，加僵蚕清化消风、甘草协和诸药。古云：气顺则风散。风邪卒中当先治标也。"（《理气之剂》）

再如，橘皮竹茹汤歌云："橘皮竹茹治呕呃，参甘半夏枇杷麦；赤茯再加姜枣煎，方由金匮此加辟。"汪昂注云："《金匮》方。橘皮、竹茹各二两，人参一两，甘草五分，生姜半斤，枣三十枚，名橘皮竹茹汤。治哕逆即呃逆也。后人加半夏、麦冬、赤茯苓、枇杷叶。呃逆由胃火上冲肝胆之火助之，肺金之气不得下降也。竹茹、枇杷叶清肺和胃而降气，肺金清则肝木自平矣；二陈降痰逆，赤茯苓泻心火，生姜呕家圣药；久病虚羸，故以参、

甘、大枣扶其胃气。"(《理气之剂》)

这些简注也是歌诀的有机组成部分，须系统阅读理解，才能全面掌握。汪昂强调："歌后注释，所以畅歌词之末备，颇经锤炼。读者倘不鄙夷，亦可诵习也。"(《凡例》)

⑤分为二十门

《汤头歌诀》羽翼于《医方集解》，其内容是《医方集解》的精要版，故其编排顺序与《医方集解》基本相同。所异者，惟改"补养之剂"为"补益之剂"，"消导之剂"为"消补之剂"，去掉"明目、救急"。汪昂之前的方剂歌诀大都不分门类，以至于"每用一方，搜寻殆遍。"汪昂以临床实用为原则，仅选常用基础方203首，加减化裁衍化方122首，遵《医方集解》功效为主的综合分类法将其分为20门，纲举目张，使临证查阅十分方便。正如汪昂在《汤头歌诀·凡例》中所言："本集歌止二百首，而方三百有奇。分为二十门，某病某汤，举目易了。"(《凡例》)

《汤头歌诀》执简驭繁，文简意赅，内涵殊深，紧紧抓住中医临床用方之核心——理法方药，包容了全方辨证加减之法度，"易则易知，简则易从，以此提纲挈领，苟能触类旁通，可应无穷之变也。"(《原序》)故在中医界有"熟读王叔和，不如汤头歌"之誉，指据证选方解决临床实际问题方面，汤头歌诀比那些高深的理论要实用得多。

（3）对《汤头歌诀》的研究及发展

《汤头歌诀》是我国清代以来流传较广的中医方剂学普及读本，长期对中医普及教育产生巨大的影响。彭静山先生认为《汤头歌诀》简明扼要，可读可诵，言浅义深，颇切实用。他归纳该书具有如下四个特点：其一歌诀，不同于诗词必限于平仄，但音韵悉按沈约《诗韵》。因限于汤名、药名，不能和诗歌那样流利顺畅。其二高度概括，一两句便可写出整个药方的药味。所谓汤头，以汤剂为多，其中也包括丸散膏丹。其三歌诀的后面都有详细注释，故须全部阅读，才可受益匪浅。其四亦有缺漏。如经产之剂"海藏妊娠六合汤"就有一缺句："风湿防风与苍术"即接"胎动血漏名胶艾"，读来颇不顺畅，应在"风湿防风与苍术"一句后，加上"名为风湿六合汤。"除此一句，均可按原句读之。

总之，后世不少医家认为，此汤头歌诀言简意赅，数语之中，药品具，病证彰，执简驭繁，便于记忆与掌握，编写形式对后世影响很大。此书为流传最广的方剂歌诀，清代及近代的许多同类方剂歌诀，都是在其基础上改编或增补而成的。

（五）养生学研究特色

1. 撰辑《勿药元诠》之目的

汪昂特别强调"不治已病治未病"，注重强身健体，通过养生保健、增强体质以防治疾病。故仿尤乘养生专著《寿世青编》之例，撰辑《勿药元诠》，并将其附于《医方集解》之卷终，"使知谨疾摄生之要"。

汪昂在《勿药元诠》中指出："人之有生，备五官百骸之躯，具圣知中和之德，所系非细也。不加葆摄，恣其戕伤，使中道而夭横，负天地之赋畀，辜父母之生成，不详孰大焉？"于是他根据《内经》"不治已病治未病"的精神，总结前人养生保健的经验，"兹取养生家言浅近易行者，聊录数则，以听信士之修持，又将饮食起居之禁忌，撮其大要，以为纵恣者之防范，使人知谨疾而却病，不犹胜于修药而求医也乎。"

基于上述思想，汪昂首先征引了《素问·上古天真论》养生之论及儒、释、道三家修炼之法，以备世人采用。如引："上古之人，其知道者，法于阴阳，和于术数，食饮有节，起居有常，不妄作劳，故能形与神俱，而尽终其天年，度百岁乃去。今时之人不然也，以酒为浆，以妄为常，醉以入房，以欲竭其精，以耗散其真，不知持满，不时御神，务快其心，逆于生乐，起居无节，故半百而衰也。"又引："夫上古圣人之教下也，虚邪贼风，避之有时，恬淡虚无，真气从之，精神内守，病安从来！"文虽不多，但却是《内经》养生的精华。

书中还介绍了一些养生防病的具体方法，如通贯三教的"调息法"、苏子瞻"养生颂"、佛门道教"小周天"、道经"六字诀"，以及"一秤金诀""金丹秘诀""十六事宜"等，还载列了风寒湿诸伤和饮食起居之禁忌、色欲伤等，以为纵恣者之防范。方法简便易行，行文通俗易懂，故流传甚广。

2.《勿药元诠》的相关研究

目前对本书的研究资料较少，《中医文献辞典》谓其为"养生气功著作"；《中华气功大典》言本书为"气功专著"。书中所述《内经》有关调息气功、养生保健方面诸多内容，是汪昂一生实践的结晶。书中介绍了调息法、小周天、道经六字诀、金丹秘诀、十六事宜等导引按摩等气功养生方法。

（1）"调息法"诠释

一呼一吸谓之"息"：调息，即调节呼吸。调息法是一种静功导引法，主要通过调整呼吸和排除杂念，恢复或增强元气，从而达到祛除病邪，防治疾病的目的。调息法是一种非常古老、应用非常广泛的养生健体方法。故汪昂云："调息一法，贯彻三教，大可以入道，小用可以养生"。清代尤乘撰养生专著《寿世青编》上卷中曾载有调息法及小周天等；其后，汪昂《勿药元诠》稍加修改而予以转录，故流传更广。

调息法的具体操练方法是：不拘时候、地点，随便就坐，躯干正直，身体取舒适位，但不要倚靠弯曲；衣裤须宽大，松开腰带，两手置于双膝上，或互握置小腹前，全身放松。以舌头搅口腔几遍，微微呵出浊气数口，以鼻轻轻纳吸清气 3 ～ 5 次，注意在呼气、纳气过程中都不能出声。如果口中有津液即慢慢咽下，再叩齿数遍；舌尖抵于上腭，两目微闭似垂帘，微露一线光，使成朦朦胧胧之状。调整呼吸，可采用意念默数吸气（或呼气）次数的方法，从1到10，从10到100，在心里默记，不要使其错乱。若意念能集中于数息，则可逐渐达心息相依之境界，此时气息绵绵微微，没有任何杂念，就不要再数了，任其自然。维持这种调息状态，持续时间长久一些更好。调息结束时，不要立即起身。在起坐前，必须慢慢地放松手足及全身，睁开眼睛，略做头面及身躯、四肢按摩。若能经常调息，且持之以恒，感觉体悟将会十分美妙，效果也会十分显著。

调息法主要是通过调节呼吸以诱导入静状态。因本法不用意念引导或意守丹田等法，容易掌握而不易出偏。人体呼吸机能有自然节律，使意念依于呼吸，极易诱导入静。调息法临床可用于各种慢性病的治疗，但以虚弱性、功能性病证为宜。如失眠、心悸、焦虑、神经衰弱、内分泌失调、更年期综合征、胃肠功能紊乱、胃肠神经官能症、慢性胃炎等。无病者亦可用本疗法保健养生。调息者，平时亦须清心寡欲，保持心情舒畅，饮食清淡，劳逸适度。

（2）"小周天"诠释

小周天，本义指地球自转一周，即昼夜循环一周。后经引申，被内丹术功法借喻内气在体内沿任、督二脉循环一周，即内气从下丹田出发，经会阴、过肛门，沿脊椎督脉通尾闾、夹脊和玉枕三关，到头顶昆仑，再由此前行而下，会至上鹊桥，舌尖抵上腭，与任脉接，入离宫，过胸胃到下腹还丹田。因其范围相对较小，故称小周天。小周天是古代气功主要流派之一内丹术功法中的第一阶段，即练精化气的过程。内丹术认为，人到成年，由于物欲耗损，精气已不足，必须用先天元气温煦它，使后天精气充实起来，并使之重返先天精气，这就是小周天练精化气的目的。完成这步功法，就可防病去病。

《勿药元诠·小周天》主要介绍小周天练功法，简释如下：

选一清净之室，开窗阖户，空气新鲜，避免风吹。然后宽衣解带，面东跏坐于床上，要求平直其身，脊骨不曲，端正不歪，摒除一切杂念，身心宁静而安定。跏坐，即互交二足，将右脚盘放于左腿上，左脚盘放于右腿上的盘坐姿，也叫金刚坐，是佛教禅修者的坐法。平坐也可以，但前膝不要低垂，使阴囊睾丸悬空而不要着物。呼吸要平稳和调，双手按佛家练功手势呈"三昧印"（即右掌置于左掌之上，右手拇指掐无名指）置于肚脐下。全身放松，口中上下牙齿轻轻咬合，叩击 36 次，以集中精神；舌头搅动口腔内外 36 遍；双目微闭、舌尖抵于上腭，安然入静，心中暗自数息360 次，结束。等到口中津液充满，则鼓腮漱口后咽下，若唾液多者可分数次咽下。在练功的过程中，运用撮提谷道、舌抵上腭、目闭上视、鼻吸莫呼等撮抵闭吸四字诀。在意念下，首先使气从任脉撮过谷道（肛门）到尾闾（长强穴），通过督脉第一关；以意念运送，徐徐上行至夹脊穴，通过督脉第二关，逐渐加快速度；微闭双目向上看，用鼻吸气不要呼气，意念下使气上行撞通玉枕关（颈后骨，风府穴处），这是督脉经上第三道关，为通小周天最不易通过的地方，又称铁壁；在意念引导下，气息一直向上到达昆仑（头顶百会穴）；舌尖抵上腭，引气向前下行到上鹊桥（位于印堂、鼻窍处），口中津液缓慢咽下，使气沿咽喉气管下行进入离宫（心脏），经胸腹直达气海（坎宫，脐下 1.5 寸处丹田），稍微停一停。再重复前法，连续循环三次，口中的津液，分三次咽下。这就是所说的天河水逆流。

　　静坐片刻后，用手左右擦摩丹田（脐下 1.5 寸，气海穴）180 下，双手将肚脐捂住，放开手时用衣被覆盖肚脐周围，注意保暖，不要让寒风侵入。古人曾云：养得丹田暖暖热，此是神仙真妙诀。然后将大拇指背擦热，用其擦拭双眼 14 遍，可去心火而醒脑明目；擦鼻 36 遍，可润肺宣肺而祛风通鼻窍；擦耳朵 14 遍，可以补肾聪耳；擦摩脸部 14 遍，可以健脾且使容颜光泽；用两手掌掩按左右耳孔，两中指放在后脑枕骨上，食指弹叩风池穴，"鸣天鼓"以醒脑聪耳。伸开双手，慢慢地将手往上举起，即朝天揖。

如此也连续做三遍，徐徐呵出浊气四五口，同时吸入清气。双手交叉抱肩，移筋换骨数遍，擦摩玉枕关（风府穴处）24下，擦摩腰眼108下，擦摩左右足心（涌泉）各108下。

小周天有一定路线，即任督二脉，从后上经前下，来回不止，循环不息。其具体操作方法是用意识假想有一股热气，由丹田下行，循小腹，抵脐下四寸中极穴，经会阴，过谷道（肛门）至尾闾，沿夹脊棘突中上行，达头顶（百会穴），再下颜面，过喉，由胸腹入丹田中。略顿一顿，仍循前法，周而复始，循环不已，至练功毕时为止。

关于通小周天的方法，可见于多种练功专著中，记载大同小异。汪氏《勿药元诠·小周天》在意通周天后，注意到加强丹田气感（意守丹田），以补充丹田原气，按摩丹田、保暖避寒等。同时将气功与五官等部位的按摩保健功法结合起来。如拭目以去心火，擦鼻以润肺，擦耳、鸣天鼓以醒脑、聪耳；浴面以健脾，擦摩玉枕关（风府穴）、腰眼及足心（涌泉穴）等，都有强身保健效果。同时配合肢体功能活动，双手交叉抱肩，移筋换骨等。这些都属于中医传统保健功法范畴，作为气功练习的辅助手段，有防病健体之效。结合具体功法演练，可收到事半功倍之效。而当前众多的初学者中，往往只注意到追求每一动作的准确与否，而忽视了对丹田的养护及按摩保健功法的使用。这是练功的一个误区，也是许多练功者无功而返的症结所在。通过对"小周天"的进一步解读，使读者能从中悟出作者的一片苦心。从汪氏这篇短文中可以看出，汪昂不仅是一个著名的医药学家，亦是一位有深厚造诣的练功实践者。虽生平力主遵经，然能深入浅出，由博返约，在整理普及医学知识（包括气功知识）方面，使后学受益非浅。

（3）"一秤金诀"诠释

一秤金诀，介绍的是一种以意念导引行气的自我静功导引法。主要是通过"以意领气"，使内气沿任、督脉循环运行，以调和阴阳，宣畅气血，强身健体，防治疾病。本法最早载于明代周履清气功导引专著《赤凤髓》卷一，原称"李真人长生一十六字妙诀"；后收入冷谦《修龄要旨》，改称"长生一十六字诀"。汪昂撰《勿药元诠》转录时，又改称为"一秤金诀"。所谓"一秤金诀"，即十六字口诀："一吸便提，气气归脐，一提便咽，水火相见"。后世练功家亦称"十六锭金"，盖一字一金，意寓该歌诀的重要价值。

该功法对于练习者没有严格要求，行、住、坐、卧随宜，不拘何处，略得空闲，即可练习。其具体方法是：

口中先须漱津三五次，用舌头在口腔内上下搅动，然后以舌尖轻抵于上腭处，待口中津液盈满时，则连津咽下，并且要汩然有声。随即用鼻深吸新鲜清气一口，用意念将气和津液送至脐下丹田（脐下一寸三分处）元海之中。略微闭一会儿气，这叫吸咽。然后又轻轻提摄肛门，如忍大便状，并意想上提之气达到脐部，这就是所谓"一吸便提，气气归脐"。用意念从尾闾（长强穴）运气，过夹脊关和脊背而上，直透后项玉枕关（风府穴），上入巅顶泥丸（脑宫），此时将舌轻轻放下，并将气徐徐呼出。这叫提呼。如此吸咽、提呼交替进行，或3～5遍、或7～9遍、或12遍、或24遍。要行即行，要止即止。周而复始不断地锻炼，可以使人精神旺盛，百病不生。歌诀最后"水火相见"，是指津液为水，丹田生火；意想津液吞入后送至丹田，所以称为"水火相见"，又称"水火既济"。

本法不同于其他浩繁的各种养生练功法。它简单、易学、易练，唯以咽津时应汩汩然有声，呼吸时应深长细匀，以耳不闻息声为要，宜加注意。

（4）养生十六事宜

《勿药元诠·十六事宜》谓"发宜多梳，面宜多擦，目宜常运，耳宜常弹，舌宜抵腭，齿宜数叩，津宜数咽，浊宜常呵，背宜常暖，胸宜常护，腹宜常摩，谷道宜常撮，肢节宜常摇，足心宜常擦，皮肤宜常干沐浴，大小便宜闭口勿言。"

养生十六宜，是一套以按摩导引气功为主的养生保健锻炼方法。首见于明初冷谦所撰《修龄要旨》中，其后李中梓《颐生微论》中亦有记载。清初汪昂略加修订，将其收入《勿药元诠》中，备受推崇，流传十分广泛。该套健身法动作轻缓，简单易学，尤适宜在老年人中推广。结合实际，将十六事宜具体操练内容解析如下：

发宜多梳　一般取站立或坐位，以两手十指罗纹面或木梳，由前发际梳至后发际数十遍，以头皮温热感为宜，早晚各梳1次。可以疏通头部经络，促进血液循环，具有通百脉、健脑宁神、乌发、散风火作用。可以防治头晕、头痛、脑胀、记忆力减退、失眠、多梦、白发、感冒等症。对脑动脉硬化等脑血管疾病亦有防治作用。

面宜多擦　两手搓热，置于两眉头，手掌贴面，以中指带动其他四指沿眉头分推向眉梢，向下至下颌，再由下而上沿鼻两侧擦至前额，反复操作20～30遍。早晚各擦1次。可以疏通面部经络，促进气血运行，舒展额面皱纹。常擦之能使面色红润、少生皱纹，具有面部美容效果；此外还能防治颜面肌肉萎缩、痉挛，改善口眼歪斜。

目宜常运　《灵枢·大惑论》说："五脏六腑之精气，皆上注于目而为之精……目者，五脏六腑之精也"，又目为肝之窍。眼目的功能与五脏六腑都有密切的关系。两目微闭，缓慢均匀地转动眼球，自左开始，然后向上、向右、向下，还原共6次；再交换方向，从右方开始，向上、向左、向下，还原6次，最后慢慢睁开眼睛。每日练2～3次。具有明目，调节及改善视力等功用。经常运目能促进眼部的血液循环，调节放松视神经、消除眼部视力疲劳，并能推迟眼花，防治眼痛、迎风流泪。

耳宜常弹　用两掌心掩耳，其余四指贴后枕部，两手食指分别压于中指上，以食指向下弹击后枕部9次，发出咚咚声，重复弹击3遍。早晚各练 1 次。常弹耳能够改善耳部气血运行，具有聪耳助听效果。可促进听神经功能，使退化的耳膜耳咽管功能恢复，防治耳鸣、耳聋等。

舌宜舐腭　清晨清洁口腔，以舌尖轻抵上腭，自右向左、从左向右各舐 20 ～ 30 次。舌尖轻抵上腭且左右搅舐，能刺激产生唾液，故有生津润燥、助消化功能。可以防治口舌干燥，增进食欲。舌为心之苗，舐腭又能宁心安神。故可防治失眠、多梦、神经衰弱等病证。

齿宜常叩　全身放松，上下牙齿轻轻咬合，相对平行叩击 36 次。叩齿用力不宜太猛，要注意力集中，每日练 1 次。叩齿能够促使牙根血管扩张，有健齿固牙功效，能防止牙齿松动。

津宜常咽　舌抵上腭、叩齿数通的过程中，用津液鼓腮漱口后咽下，若唾液多者可分三次咽下；在下咽的同时，意想唾液慢慢降入下丹田。口中唾液古称金津玉液，具有滋阴益气、润养脏腑、促进消化之作用。将津液缓慢下咽，能滋润咽喉、清润肠胃、帮助消化。故常咽津液可以防治咽喉干燥、厌食、腹胀腹痛、便秘、胃肠功能紊乱等病证。

浊宜常呵　即经常要呼出体内的浊气，此属调息法。一般先闭口，以鼻深吸气，然后鼓胸腹，抬头张口，慢慢呵出浊气，日做数次。具有吐故纳新之效，除胸隔痞满。若经常运用吐纳，把体内浊气吐出，将新鲜清气纳入，则能强健身体，防治疾病。

背宜常暖　背属阳，主一身之阳气。在日常生活起居中，可采取穿厚背心、晒太阳等方法，经常保持背部的温暖，可使阳气温煦，气血畅达全身，而起到防病治病作用。背宜常暖是中医养生学最普通的一种方法，不可忽视。盖寒性收引，寒则伤阳。背暖则胜寒，故可防治感冒、背痛、咳嗽、泄泻等病证。

胸宜常护　胸为心肺所居之处，故应积极采取防护措施，尽量避免各种伤害。同时，经常于胸部由上而下进行按摩，吐纳导引，则能增加肺主气、司呼吸能力，改善心主血脉功能，从而防治心肺疾患。

腹宜常摩 腹为胃肠所居，六腑以通为用。经常用两手掌搓热后相叠，掌心按于肚脐，做顺时针或逆时针方向转摩，由小圈到大圈或由大圈到小圈各转 3 次。摩腹能帮助胃肠蠕动、促使胃肠消化液的分泌，改善胃肠功能，具有理气消胀，和胃消食、健脾止泻等效果，对防治腹胀、腹痛、腹泻、食积等都有一定作用。摩腹保健法，简便易行，最初多强调食后摩腹。如唐·孙思邈在《千金翼方·卷十四退居·饮食第四》中即倡导："平日点心饭讫，即自以热手摩腹……中食后，还以热手摩腹。"明·龚廷贤在《寿世保元·乙集二卷饮食》中亦说："食后常以手摩腹数百遍，仰面呵气数百口，趑趄缓行数百步，谓之消化。"

谷道宜常撮 谷道，指肛门；撮，即收缩。身体端坐，吸气时有意识地撮提肛门及会阴部，稍停后再呼气放松。共做 6 息，每日 3 次。通过有规律地撮提肛门周围的肌肉，有助于改善盆腔的气血运行，具有升阳举陷之作用。可以防治痔疮、肛裂、脱肛、遗精、遗尿、子宫脱垂等病证。

肢节宜常摇 肢节，即肢体关节；摇，动摇、活动。经常有意识地活动肢体关节，如弯腰伸臂，旋转活动左右肩，屈伸膝、肘、腕、踝关节；双手叉腰，做腰椎左右环转运动等运动，不仅锻炼四肢肌肉、筋骨、关节，也能通过肢体运动促进内脏气血运行，增强体质。常摇肢节具有舒筋通络，强健筋骨，滑利关节等作用。可以有效地防治各种关节炎、关节周围炎以及关节退行性病变。

足心宜常擦 足心，是足少阴肾经的第一个穴位涌泉处。《灵枢·本输》云"肾出于涌泉，涌泉者足心也。"意谓肾经之气犹如源泉之水，来源于足下，涌出灌溉周身四肢各处。所以涌泉穴在人体养生、防病、治病、保健等各方面都有重要作用。一般在晚间洗脚后，坐于床上或方凳上，用一手小鱼际或掌心（劳宫穴）缓慢擦摩足心，先左手擦摩右足，再右手擦摩左足，各擦 30 ～ 50 次，以足心（涌泉穴）温热为度。经常擦摩足心能补肾强腰、交通心肾、引火归原，对腰痛、眩晕、头昏、失眠、多梦等病证有一定防治效果。另外，睡前擦足心有解除肢体疲劳的作用。

皮肤宜常干沐浴　干沐浴，即擦摩也。每晚睡前以两手掌搓热后摩擦全身皮肤，先从头顶百会穴开始，经面部、颈部、两肩、胸部、两胁、腹部、两腰下至两腿，自上而下擦遍全身，此即自我全身按摩。经常擦摩全身皮肤，能疏通经络，畅行气血，改善皮肤血液循环，清除衰老的上皮细胞，有利于汗腺、皮脂腺的分泌，增强皮肤的光泽和弹性。可以有效地防治感冒、缓解劳累后周身酸痛等。

大小便宜闭口勿言　古代养生家主张大小便时要精神专注，不宜开口呼吸，同时轻轻咬住牙齿，可保住气血，有利于浊气糟粕的排泄。反之，若大便时讲话，思路纷纭，延长排便时间，久蹲不起，使经脉阻滞，气血不和，站立时会发生头晕目眩、下肢麻木等症，久则易引发痔疮。

（六）"暑必兼湿"证治

风寒暑湿燥火为天之六气，但夏与长夏相连，暑热之中，气热多湿常具郁蒸之性。历代医家在治疗暑病之时，多兼化湿之药。但"暑必兼湿""治暑必兼利湿"等暑邪的特征、暑病病机和对暑病治法的认识，则是由汪昂明确提出来的。汪昂在《医方集解》和《本草备要》中，都提出了"暑必兼湿"说，后经叶桂倡导与推广，成为中医暑病病因、病机和治法的重要理论。"暑必兼湿"堪称汪昂的重要学术思想之一。

《本草备要·卷二·草部》释香薷功效曰："暑必兼湿，治暑必兼利湿，若无湿，但为干热，非暑也。"有关"暑湿"之说，清代叶桂《临证指南医案·外感热病篇》也有"暑必夹湿，二者皆伤气分"的记载。由于叶桂系一代温病宗师，故后世多谓其首倡"暑必夹湿"。《本草备要》成书于1683年，时年叶桂仅16岁，且汪昂《医方集解》中也有类似记载，至于《临证指南医案》直至 1764 年方才成书，故应是汪昂更早揭出了"暑必兼湿"观点。

叶桂（1667—1746），字天士，清代著名温病学家，其祖父叶紫帆为新安名医，自歙（徽州）迁吴（苏州）。叶桂在医学上的成就与徽州即新安地区有一定的渊源，他与歙县潭渡盐商黄展四兄弟往来甚密，黄氏兄弟时居扬州，有"青芝堂"药铺和木刻园，曾延请叶桂到家中，共同考订药性，《临证指南医案》等医书也是由黄氏为其刊刻。汪昂晚年是一位致力于医学启蒙的出版家，除本人开有延喜堂外，在杭州还读斋从事医学创作和出版工作，其读者定位"上达宰相，下及妇孺"，叶桂很有可能拜读过汪昂的《本草备要》《医方集解》《汤头歌诀》等书。汪昂所创"暑必兼湿"说，是中医药理论上的重大创新，为叶桂以后的暑病治疗奠定了基本原则，对温病学的发展有一定的贡献。

1. 阐发伤暑的基本特点

汪昂认为，暑和热均为阳邪，而"暑"与"热"两者的区别就在于有无兼"湿"，并明确提出"暑必兼湿"是暑邪为患的基本特点。如《本草备要·草部·香薷》下曰："暑必兼湿……若无湿，但为干热，非暑也。"《医方集解·四卷·清暑之剂》在分析缩脾饮方义时说，"暑必兼湿，而湿属脾土，暑湿合邪，脾胃病矣，故治暑必先祛湿"；在分析消暑丸方义时说："长夏炎蒸，湿土司令，故暑必兼湿。"清楚地阐明了暑与热的不同性质。

2. 阐述伤暑的基本证候

《医方集解·清暑之剂》说："暑为阳邪，心属离火，故暑先入心，从其类也……夏气在经络，长夏气在肌肉，表实者里必虚。又热则气泄。故经曰：脉虚身热，得之伤暑。外证头痛口干，面垢自汗，呕逆泄泻，少气倦怠，其大较也。"这一基本证候既有不足的属性，也是暑必兼湿论断的前提。汪昂指出：除暑必兼湿之外，还可以兼风、兼寒、兼食，亦有病情传变的不同名称。暑病其他有余之象都是由这个基本证候传变而成。如曰："有余证者，皆后传变也。伤暑有兼伤风者，有兼伤寒者，有兼伤湿者，有兼伤食者，有冒暑饮酒引暑入内者，有纳凉巨室暑不得泄，反中入内者；有手足搐搦，名暑风者；有手足逆冷，名暑厥者；有昏不知人，为中暑者。"

汪昂以"暑必兼湿"独到的见解，对伤暑的证候病机做了全面的阐释。如《医方集解·清暑剂·四味香薷饮》谓香薷饮"治一切感冒暑气，皮肤蒸热，头痛头重，自汗肢倦，或烦渴，或吐泻"；"暑为阳邪，故蒸热；暑必兼湿，故自汗；暑伤于心则烦，于肺则渴，于脾则吐利，上蒸于头则重而痛；暑能伤气，故倦怠"。认为"烦、渴、吐利"等，都是暑湿伤及心、脾、肺三脏所致。

强调"治暑必兼利湿"，但须辨清病情，合理运用化湿之法。汪昂针对暑必兼湿的病机特性，在《本草备要·草部·香薷》条下又提出"治暑必兼利湿"的治法原则。但兼湿有多有少，伤气伤津有轻有重，如何应用清暑化湿之药，则强调以辨证为依据。《本草备要·草部·香薷》条下强调香薷"为清暑之主药，肺气清，则小便行而热降"。但若"伤暑大热大渴，汗出如雨，烦躁喘促，或泻或吐"之津伤重症则不宜使用，气虚者不宜多服。

《医方集解·四卷·清暑之剂》推荐十首清暑方，其四味香薷饮用香薷发越阳气，以解暑湿；厚朴苦温，除湿散满；扁豆甘淡，能消脾胃之暑湿。并根据口渴心烦、呕逆泄泻、大便鲜血、头重吐利、身倦神昏、僵仆抽搐、咳嗽、如疟、身热腹胀等，提出8个加减方。清暑益气汤则用于"治长夏湿热炎蒸，四肢困倦，精神减少，胸满气促，身热心烦，口渴恶食，自汗身重，肢体疼痛，小便赤涩，大便溏黄而脉虚者。""以二术燥湿而强脾……泽泻泄热而降浊。"六一散治"伤寒中暑，表里俱热，烦躁口渴，小便不通，泻痢热疟，霍乱吐泻"之候，以滑石为君，"取其能通除上下三焦湿热也……使湿热从小便出""然惟体盛湿多之人，宜服之，以解暑利水"。缩脾饮"清暑气，除烦渴，止吐泻霍乱及暑月酒食所伤"，则用砂仁、草果，辛香温散，利气快脾，消酒食而散湿。扁豆专解中宫之暑而渗湿。消暑丸治伏暑烦渴，发热头痛，脾胃不利。五苓散治暑毒入心，发热大渴，小便不利及暑湿相搏，自汗身重等，均用茯苓之类淡渗利湿之品。而对于暑热津伤，元气大伤者，则用白虎加人参汤、竹叶石膏汤、生脉散等，清热益气生津，并非一味散湿利湿；对于"冒暑伏热，引饮过多，……霍乱吐泻，脏腑不调者"，又以大顺散，"皆辛甘发散之药"，又非一味清热生津。

（七）编撰经络歌诀

汪昂《经络歌诀·原序》，即清楚表明其增润编撰《经络歌诀》的动机。他认为，熟悉十二经络，对临床审病用药具有非常重要的意义。强调："不熟十二经络，开口动手便错。"他从临床辨证论治的实际出发，指出：如果确诊疾病在某经，就必须用某经的药物来治疗，使药病相当，则必然成功。否则病源莫辨，部位差讹，就必然会导致诛伐无辜的结果。因此，作为临床医师，必须熟悉经络理论，掌握经络循行。

经络是中医基础理论的重要内容，主要见于《灵枢·经脉》篇，其循行络属关系十分复杂。汪昂因古代医经，文句参差繁复，诵读不易，记忆尤难，读者苦于难识而难辨。他在学习中发现李东垣所著《医宗起儒》书中载有经络歌诀十二首，言简意赅，便于初学者诵读学习，很有启发。然而其中的词句音韵，尚不太流畅通顺。于是就为其修饰润色，又增加了四首奇经八脉歌诀，以补李氏所未备。在编撰《经络歌诀》时，还参考《内经》诸篇内容，对"经脉的运行，病证的出现，皆有详细注明，使考者无烦钩索，读者不复聱牙"。十二经歌诀以经脉循行为序，起于手太阴肺经，继之以手阳明大肠经、足阳明胃经、足太阴脾经、手少阴心经、手太阳小肠经、足太阳膀胱经、足少阴肾经、手厥阴心包经、手少阳三焦经、足少

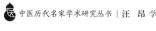
阳胆经，终于足厥阴肝经。例如，手太阴肺经歌云："手太阴肺中焦起，下络大肠胃口行；上膈属肺从肺系，横从腋下臑肉萦；前干心与心包脉，下肘循臂骨上廉；遂入寸口上鱼际，大指内侧爪甲根；支络还从腕后出，接次指交阳明经。此经多气而少血，是动则为喘满咳；膨膨肺胀缺盆痛，两手交瞀为臂厥；肺所主病咳上气，喘渴烦心胸满结；臑臂之内前廉痛，为厥或为掌中热；肩背痛是气有余；小便数久或汗出；气虚亦痛溺色变，少气不足以报息。"手阳明大肠经歌曰："手阳明经大肠脉，次指内侧起商阳；循指上廉出合谷，两骨两筋中间行；循臂入肘行臑外，肩髃前廉柱骨傍，会此下入缺盆内，络肺下膈属大肠；支从缺盆上入颈，斜贯两颊下齿当；挟口人中交左右，上挟鼻孔尽迎香；此经气盛血亦盛，是动齿痛足亦肿；是主津液病所生，目黄口干鼽衄痛；喉痹痛在肩前臑，大指次指痛不用。"

汪昂增加了奇经八脉（任脉、冲脉、督脉以及跷脉等）歌诀四首。例如，任脉歌诀："任脉起于中极底，以上毛际循腹里，上于关元至咽喉，上颐循面入目是。"冲脉歌曰："冲起气街并少阴，挟脐上行胸中至；冲为五脏六腑海，五脏六腑所禀气；上渗诸阳灌诸精，从下冲上取兹义；亦有并肾下行者，注少阴络气街出；阴股内廉入腘中，伏行骭骨内踝际；下渗三阴灌诸络，以温肌肉至跗指。"

由于歌诀体裁言简意赅，汪昂在歌下皆予以小字简要注释说明，诵记歌诀同时阅读注文，才能正确理解其意蕴。例如，督脉歌诀云："督（脉）起小腹骨中央，入系廷孔（女人阴廷溺孔之端，即窈漏穴）络阴器；会篡（二阴之交名篡）至后别绕臀，与巨阳络（太阳中络）少阴比（与膀胱、肾二脉相合）；上股（内后廉）贯脊属肾行，上同太阳起（目）内眦；上额交颠络脑间，下项循肩（膊内）仍挟脊；抵腰络肾（此督脉并太阳而行者）循男茎（男子阴茎），下篡亦与女子类；又从少腹贯脐中（央），贯心入喉颐及唇（环唇），上系目下中央际，此为并任（此督脉并任脉而行者）亦同冲（脉）；大抵三脉同一本（冲任、督三脉皆起于会阴之下，一源而三歧，异任而同体），《灵》《素》言之每错综（《灵枢·五音五味》篇云：冲脉任脉皆起于胸中，上循背里。是又言：冲任行背，故经亦有谓冲脉为督脉者。古图经有以任脉循背者，谓之督。自少腹直上者，谓之任，亦谓之督。今人大率以行身背者为任，从中起者为冲。然考督、任二经所行穴道。一在身前，一在身后。而冲脉居中无穴道，似当以此说为正）。督病少腹（上）冲心痛，不得前后（二便不通）冲疝攻（此督脉为病同于冲脉者）；其在女子为不孕（冲为血海、任主胞胎），咽干（脉循咽喉）遗溺及痔癃（络阴器，合篡间，此督脉为病同于冲任者）；任病男疝（内结七疝）女瘕带（带下瘕聚，妇人之疝），冲病里急气逆冲（血不足故急，气有余故逆，此段出《素问·骨空论》。督者，督领诸经之脉也。冲者，其气上冲也。任者，女子得之以任养也）。"

"跷（阴跷脉）乃少阴（肾）之别脉，起于然骨（足内踝大骨之下照海穴）至内踝；直上阴股入阴间，上循胸入缺盆过；出人迎前（胃经颐旁动脉）入颃（颧）眦（目内眦睛明穴），合于太阳阳跷和（阳跷脉始于膀胱经之中脉穴，足外踝下陷中。此段出《灵枢·脉度》篇）。此皆《灵》《素》说奇经，（任脉、冲脉、督脉、带脉、阳跷、阴跷、阳维、阴维，谓之奇经八脉，）带及二维未说破（带脉约束一身，如带。阳维、阴维周维一身之脉，《内经》俱未言其行度）。"

最早的《经络歌诀》版本，是康熙三十三年（1694）刊本，附于《本草备要》之末《汤头歌诀》之后。由于言简意赅，易于记诵，且非常实用，尤其受到针灸学者的重视，而成了临床医家的必读之书。

汪昂

临证经验

　　医药医方合参，释药释方释病，理法方药俱全是汪昂著作的一大特点。对疾病的证候辨析与鉴别是临床诊疗的重要环节，为了增加医著的实用性，汪昂特别注意在释药释方的同时又加入大量临床辨证的内容，善于抓住疾病的主症，执简驭繁地辨析异同，对临床、尤其是初学者具有很好的指导作用。

一、明辨寒热真假

　　一般情况下，寒证必见一派阴寒征象，热证必见一派阳热征象，疾病的现象和本质是一致的。而在某些疾病发展的转折关头，往往会出现本质和现象不一致的情况，如大寒证反而出现阳热征象，大热证却见阴寒征象，此即寒热真假。诊病之际，须四诊合参，综合分析，透过外在的假象，抓住疾病的本质，才能做出正确的诊断与治疗。

　　"阴盛格阳，阳盛格阴二证，至为难辨"（《医方集解·五卷·泻火之剂》）。汪昂在《本草备要》石膏条下论及"伤寒阴盛格阳，内寒外热类白虎汤证"，若"误投之不可救也"之后，专门辨析阴盛格阳之真寒假热和阳盛格阴之真热假寒证的异同。提出根据患者的小便颜色、口中燥润及舌象综合辨析其寒热真假。其云："盖阴盛极而格阳于外，外热而内寒；阳盛极而格阴于外，外冷而内热。经所谓重阴必阳，重阴必阴重，寒则热重，热则寒是也。当于小便分之，便清者外虽燥热，而中实寒；便赤者外虽厥冷，而内实热也。再有口中之润燥及舌苔之浅深，胎黄、黑者为热，宜白虎汤；然亦有舌黑属寒者，舌无芒刺，口有津液也，急宜温之，误投寒剂即死矣。"阴盛格阳、阳盛格阴，都是疾病发展到大寒大热之极期的危重症，其现象和本质不一致。辨证稍有不慎，寒热性质不明，则后果堪虞。汪昂在此提示小便短赤，口中燥渴，舌有芒刺、舌苔黄黑者，是邪热极盛于里的表现；而小便清长，口中润滑，舌无芒刺、舌苔黑润等，则提示阴寒极盛于内。汪昂介绍的鉴别方法简便、实用，确有独到之处，值得效法。

汪昂在《医方集解·一卷·补养之剂》释"肾气丸"方义时，还论及肾阳亏虚，火不归经之发热的辨证治疗。其云："有肾虚火不归经，大热烦渴，目赤唇裂，舌上生刺，喉如烟火，足心如烙，脉洪大无伦，按之微弱者，宜十全大补汤吞八味丸。或问：燥热如此，复投桂、附，不以火济火乎？曰：心包相火附于命门，男以藏精，女以系胞，因嗜欲竭之，火无所附，故反而上炎，且火从肾出，是水中之火也。火可以水折，水中之火不可以水折，桂、附与火同气而味辛，能开展腠理，致津液，通气道，据其窟宅而招之，同气相求，火必下降矣。"患者虽呈一派大热之象，惟脉搏按之微弱则提示其少阴真阳亏虚，而虚阳上浮，真寒假热的本质。汪昂用浅显的语言，十分形象地说明肾气丸运用桂、附引火归元，治疗肾阳虚发热的机理。

二、区别病因病性

腹痛是临床最常见的病证，其病因病机、病变性质不同，临床表现各异。例如：汪昂在《医方集解·二卷·和解之剂》芍药甘草汤下，对腹痛做了较为详尽的归纳。其云："腹痛有寒，有热，有虚，有实，有食积，有湿痰，有死血，有虫。"首先提出腹痛的性质有寒热虚实之异，其病因有食积、湿痰、死血、寄生虫之别。临床应如何鉴别呢？汪昂进一步指出："寒痛者，痛无增减，或兼吐利；热痛者，时痛时止，腹满坚结；实痛者，痛甚胀满，手不可按；虚痛者，按之即止；食痛者，痛甚则利，利后痛减；死血痛者，痛有常处；湿痰痛者，脉滑，痰气阻碍，不得升降；虫痛者，时作时止，面白唇红，大抵胃脘下。大腹痛者，多属食积外邪；绕脐痛者，属痰火积热；脐下小腹痛者，属寒，或瘀血，或尿涩。"汪昂从腹部疼痛的特点、部位及伴随症状来判断各种腹痛的寒热虚实性质和病因，每型所举主症明确简洁，充分体现其辨证之精。

腰痛一病，外感内伤均有。汪昂在《本草备要》杜仲条下，结合其主治"腰膝酸痛"而辨析腰痛。其云："腰痛不已者，属肾虚；痛有定处，属死血；往来走痛属痰；腰冷身重、遇寒即发，属寒湿；或痛或止，属湿热。而其原多本于肾虚，以腰者肾之府也。"说明虽然肾虚是腰痛发病的关键，然亦有瘀血、痰浊、寒湿、湿热诸邪留滞而引起者，并根据腰痛的性质、伴随症状辨析其病因。

三、辨析出血部位

血证的范围相当广泛，凡以出血为主要表现的症候均属血证。具体包括吐血、衄血、咳血、咯血、便血以及妇人崩漏等。

汪昂在《医方集解·三卷·理血之剂》中，结合犀角地黄汤的主治，辨吐血、衄血、咳血、咯血、便血、瘀血、蓄血等血证。其云："口血曰吐，鼻血口衄。吐行浊道，衄行清道。喉与咽，二管不同也。经者循经之血，走而不守，随气而行。火气急迫，故随经直犯清道，上脑而出于鼻，为衄；其从肺窍而出于咽者，则为咳血、咯血。其存胃中者为守营之血，守而不走，胃虚不能摄血，或为火逼，故呕吐，从喉而出也。吐血之热在腑，衄血之热在经，杂病衄血为里热，伤寒衄血为表热。在腑胃也，在经肺也，里热脏腑也，表热太阳也。经曰：心移热于肺，则咳嗽出血。便血有寒热二证，伤寒便血，为传经热邪。瘀血在上焦则善忘，在下焦则如狂，漱水不欲咽，热在经未入里也。蓄血发躁而内不渴，故虽漱水而不欲咽。"

《本草备要·卷一·草部》结合生地黄主治"治吐衄崩中"，而辨唾血、咯血、衄血、咳血、吐血、呕血以及妇人血崩。其云："唾血者，血随唾出；咯血者，随痰咯出，或带血丝，出肾经及肺经。自两胁逆上吐出者，属肝经。衄血者，血溢于脑，从鼻而出；咳血者，咳出痰内有血，并属肺经。吐出呕出成盆成碗者，属胃经。经漏不止曰崩，血热则妄行。"

《医方集解·三卷·理血之剂》还结合槐花散的主治，辨肠风、脏毒及五痔出血之异。其云："随感而见，色鲜者为肠风；积久而发，色瘀者为脏毒。又云：色鲜为热，自大肠气分来，色瘀为寒，自小肠血分来。或曰肠风者风邪淫胃，脏毒者湿邪淫胃。脏毒、肠风之血出于肠脏之间，五痔之血出于肛门蚀孔处。"

四、别水肿之阴阳

水肿是指体内水湿潴留，泛溢肌肤，留滞体腔，引起眼睑头面、四肢至全身浮肿，甚至胸水、腹水的病证。东汉张仲景称之为"水气病"，并有风水、皮水、正水、石水、黄汗等五水之别。宋代严用和（约1200～1268）提出水肿当辨其阴阳。《济生方·水肿门》谓："阴水为病，脉来沉迟，色多青白，不烦不渴，小便涩少而清，大腑多泄，此阴水也，则宜用温暖之剂，如实脾散、复元丹是也。阳水为病，脉来沉数，色多黄赤，或烦或渴，小便赤涩，大腑多闭，此阳水也，则宜用清平之药，如疏凿饮子、鸭头丸是也。"汪昂在《医方集解》结合舟车丸主治"水肿水胀"，而辨阳水、阴水的发病特点，水肿与脏腑的关系，并且根据水肿的发展趋势判断其预后。其云："阳水先肿上体、肩背、手膊，手三阳经；阴水先肿下体、腰腹、胫胕、足三阴经。肿属脾，胀属肝。肿则阳气犹行，如单胀而不肿者，名蛊胀，为木横克土，难治。肿胀朝宽暮急为血虚，暮宽朝急为气虚，朝暮俱急为气血两虚。肿胀由心腹而散四肢者吉，由四肢而入心腹者危；男自下而上，女自上而下者，皆难治。"

在《本草备要·卷一·草部》甘遂条下，谓："按水肿有痰裹食积瘀血，致清不升浊不降而成者；有湿热相生、隧道阻塞而成者；有燥热冲击、秘结不通而成者，证属有余。有服寒凉伤饮食、中气虚衰而成者；有大病后正气衰惫而成者；有小便不通、水液妄行、脾莫能制而成者，证属不足。宜分别治之。然其源多由中气不足而起。"汪昂不仅详辨虚实两类水肿的病因病机，而且强调水肿之发生与脾的关系最密切，故水病治疗"当以健脾为主，使脾实而气运，则水自行"。

五、阐斑疹之分类 🦢

在外感热病过程中，易于出现斑和疹。斑和疹虽然都是发于肌表的红色皮疹，然其病机、治法及临床意义皆不同。汪昂结合药物或方剂，曾多次辨析斑疹。例如石膏甘辛而淡，体重而降，大寒之药，擅入足阳明胃经，功能散火清热，是治疗"发斑发疹之要品"。汪昂在《本草备要》石膏条下，首先提出斑与疹的鉴别要点："色赤如锦纹者为斑，隐隐见红者为疹。斑重而疹轻，率由胃热。"斑疹多为热毒炽盛，郁于阳明所致；然从病变浅深轻重来看，斑深重而疹浅轻。《医方集解·理血之剂》则结合犀角地黄汤主治"阳毒发斑"，也辨斑疹及预后。其云："斑疹者，热甚伤血，里实表虚，发于皮肤而为斑疹。伤寒下早，热毒乘虚入胃，则发斑；下迟热留胃中亦发斑，或多服热药亦发斑。见红点者为疹，如锦纹者为斑，疹轻而斑重；色紫黑者热极，而胃烂也，多死。凡斑疹慎不可汗，汗之重令开泄，更增斑烂，亦不可逐下，恐斑毒内陷也。"

《医方集解·五卷·泻火之剂》消斑青黛饮方下，再一次指出发斑的病机："血热不散，蒸于皮肤则为斑，轻如疹子，重若锦纹，紫黑者热极而胃烂也，多死。此或因阳证误投热药，或因下早表热乘虚入胃，或因下迟热留胃中，皆发斑。"根据病因病机，将斑证分为六类："曰伤寒发斑，或下早，或下迟也；曰温毒发斑，冬令感寒至春始发也；曰热病发斑，冬令感寒至夏始发也；曰时气发斑，天疫时行之气也，治略相同。曰内伤发斑，先因伤暑，次食凉物，逼其暑火浮游于表也，宜加香薷、扁豆；曰阴证发斑，元气大虚，寒伏于下，逼其无根失守之火，上腾熏肺，传于皮肤，淡红而稀少也，宜大建中汤，误投寒剂则殆矣。"斑疹虽然以阳热证居多，但亦有属阴证者，又不可不知。汪昂强调："然亦有阴阳二证，阳证宜用石膏。又有内伤阴证见斑疹者，为红而稀少，此胃气极虚，逼其无根之火游行于外。当补益气血，使中有主，则气不外游，血不外散。若作热治，死生反掌矣！医者自宜审之。"汪昂对斑疹的病因病机及分型论述十分详尽，尤其阴证发斑的阐述，对后世斑疹类疾病的诊治具有很大的启发。

此外，在肾阴虚骨蒸发热的诊断上，汪昂注重触诊的应用，提出"按之至骨，其热烙手，骨困不任为肾热"。辨月经不调，谓："气为血配，血因气行。经成块者，气之凝；将行而痛，气之滞；行后作痛，气血俱虚也；色淡亦虚也；色紫气之热，色黑则热之甚也；错经者，气之乱；肥人痰多而经阻，气不运也。"（《医方集解·一卷·补养之剂》）根据经血质地、色泽及疼痛时间，辨月经失调病机性质等。

六、痛风治疗六法

痛风属于痹证之范畴，主要因感受风寒湿热诸邪，夹痰兼瘀，流注筋骨关节，痹阻经脉气血，是临床常见的一种痼疾顽疾，疗效欠佳。该病多发生于气候寒冷、潮湿或湿热郁蒸的环境下中。生活于皖南一带的汪昂，对痛风病的辨治体会颇深。在《本草备要·木部》桂枝条下曰："痛风有风痰、风湿、湿痰、瘀血、气虚、血虚之异。"指出痛风之病因病机有风、寒、湿、热、痰、瘀、虚诸方面；《本草备要·草部》威灵仙条下指出："痛风当分新久，新痛属寒，宜辛温药；久病属热，宜清凉药。河间所谓暴病非热，久病非寒是也。大法宜顺气、清痰、搜风、散湿、养血、祛瘀为要。"提出著名的痛风治疗六法。

（一）顺气

《素问·举痛论》云"余知百病生于气也"，意在说明多种疾病的发生都与气的失调有密切关系。此论也成为后世医家诊治疾病重视调气的理论渊源，故有"百病调气为先"之说。

汪昂所谓"顺气"，并非仅指行气和降气。汪昂在《医方集解·理气之剂》概述中曾说："百病皆生于气也。夫人身之所恃以生者，此气耳。源出中焦，总统于肺，外护于表，内行于里，周流一身，顷刻无间，出入升降，昼夜有常，曷尝病于人哉。及至七情交攻，五志妄发，乖戾失常，清者化而为浊，行者阻而不通，表失护卫而不和，里失营运而弗顺。气本属阳，及胜则为火矣……人身有宗气、营气、卫气、中气、元气、胃气、冲和之气、上升之气，而宗气尤为主。及其为病，则为冷气、泄气、上气、逆气、气虚诸变证矣。无病之时，宜保之养之，和之顺之；病作之时，当审其何经何证，寒热虚实而补泻之。"据此可知，汪昂所谓顺气即理气，是针对气的失常与失调而言。若因虚而气不顺者，补之使顺；因实而气不顺者，泻之使顺；因陷而气不顺者，升之使顺；因上逆而气不顺者，降之使顺；因阻滞而气不顺者，通之使顺。医者必须于复杂的病证中，探求气不顺的病机而调理之。

痛风病多由脾虚气弱，内湿较盛之人又外感风寒湿邪、嗜食膏粱厚味、酗酒，内外相合，风寒湿痰流注筋骨关节所致。治疗痛风具体用药上，在祛风散寒、除湿通络的同时，勿忘益气行气。如气虚者，宜加参、芪、术之类，益气健脾，如三痹汤之参芪；黄芪桂枝五物汤之黄芪等。痛风而兼血瘀气滞者，宜酌加顺气通滞药为佐使，如蠲痹汤的木香；身痛逐瘀汤的香附等，此即汪氏"顺气"之意。

（二）清痰

中医常云："百病皆由痰起""痰为百病之源""怪病多痰"。汪昂将"清痰"列为治疗痛风的第二大法。痰是原发病的病理产物，又是继发病的病因。在痛风发生发展过程中，风寒湿邪留阻筋骨关节，困滞脏腑，影响气机升降出入及津液的输布运行而化生痰浊。痰浊一旦形成，则与诸邪相合，阻碍气机，滞凝血脉，使病情加重。故痛风患者，气血受阻，未有不更生痰者，痹生痰浊、痰助痹势，使其病机更加复杂。所以不清痰则顺气之效难收，脏腑机能难复，痛风难除。

汪昂援引诸家清痰治痛风之说，如朱丹溪说："痰之为物，随气升降，无处不到"；"善治痰者，不治痰而治其气，气顺则一身之津液亦随气而顺矣。"《丹溪心法·卷四》治疗痛风，"因于痰者，二陈汤加酒炒黄芩、羌活、苍术"；痛风臂痛方用："苍术一钱半，半夏、南星、白术、酒芩炒、香附各一线，陈皮、茯苓各半钱，威灵仙三钱，甘草少许。"丹溪治痛风，常用南星、半夏、陈皮、茯苓、白芥子、苍白术等化痰药，也用人参、香附、川芎、当归、乳香、没药、桃仁、红花等理气理血药。林佩琴在《类证治裁·卷五痛风》论治指出："肥人肢节痛，多风湿痰饮流注，宜导痰汤。"清代名医喻昌用控涎丹，治痰痹相兼者，临床以痹在遍身，走痛无定，痛不可忍，牵连筋骨，坐卧不宁，走移无定为主症。喻昌认为"风寒湿三痹之邪，每借人胸中之痰为相援，故治痹方中多兼治痰之药。"痛风兼麻木者甚多，朱丹溪以麻为气虚，木为湿痰败血，阻滞阳气，不能遍运，为病较甚。临床以虚为本，痰为标，用药多用生姜为向导，枳壳开气，半夏逐痰，羌活、防风散风，木通、威灵仙、白僵蚕行经络。

这里需要说明的是，汪昂所谓"清痰"，是指清（祛）除痰浊之意，非单纯清热化痰，实则寒痰宜温、热痰宜清、燥痰宜润。

（三）搜风

《素问·痹论》云："风寒湿三气杂至，合而为痹也。其风气胜者为行痹，寒气胜者为痛痹，湿气胜者为着痹也。"风邪是痛风的主要病因，风为百病之长，六淫诸邪常依附风邪而侵袭人体。风邪挟寒、挟湿、挟痰、挟瘀客于肌腠，深入筋骨关节，痹阻经络气血，是痛风的基本病机。痛风必治风，但常苦其不速效，祛除难彻底。汪昂将"搜风"列为治疗痛风的第三大法，强调一"搜"字。含有寻求、搜索之意；搜风，即搜剔风邪之意。

汪昂推崇林佩琴治风之法，指出："痛风，痛痹之一证也。其痛有常处，掣者为寒，肿者为湿，汗者为风。三气入于经络，营卫不行，正邪交战，故痛不止……初因寒湿风郁痹阴分，久则化热攻痛，至夜更剧。治以辛温，疏散寒湿风邪，开发腠理（宜十生丹）。若痛处赤肿灼热，将成风毒（宜败毒散）。如风湿攻注，肢节疼痛（大羌活汤）。其历节风，痛无定所，遍历骨节，痛如虎啮，又名白虎历节，盖痛风之甚者也。或饮酒当风，汗出浴水，因醉犯房，皆能致之。其手指挛曲，身多傀儡，其肿如脱，渐至摧落，其痛如掣，不可屈伸，须大作汤丸，不可例以常剂治（乌头汤主之）。"林氏根据痛风的轻重、病程及病情介绍不同阶段的治疗情况。在痛风初期，病情较轻者，治以祛风散寒除湿宣痹即可，药物如桂枝、荆芥、防风、白芷、羌活、独活、威灵仙之类；若痛风瘤疾，年深日久，久痛入络，痰瘀交加，邪入筋骨血脉，而肢体拘挛、关节变形强直者，则须细辛、附子、乌头、白附子、天南星、全蝎、蜈蚣、乌蛇、蕲蛇之属，深入病所，以搜剔之。运用搜风峻剂，要注意药量，先小量，逐渐增大剂量。因病人禀赋不同，对药物耐受，反应各异，不可骤用大量，以防药物反应。此外，搜风还须有耐心和信心，必须坚持一定的疗程。

（四）散湿

湿为阴邪，重浊黏腻，易阻气机。湿邪是痛风的病因之一，兼夹风寒痰瘀诸邪而使该病缠绵难愈，成为临床难治的痼疾。故汪昂将"散湿"列为治疗痛风的第四大法。痛风运用散湿法，须注意以下几点：

1. 散湿当须微汗

痛风以风寒湿热诸邪外来为主，病在肌腠筋骨关节，"其在皮者汗而发之"，散湿即意寓发汗法也。然痛风之发汗又不同于常法。张仲景《金匮要略·痉湿暍病脉证第二》曾云："风湿相搏，一身尽疼痛，法当汗出而解，值天阴雨不止，医云此可发汗，汗之病不愈者，何也？盖发其汗，汗大出者，但风气去，湿气在，是故不愈也。若治风湿者发其汗，但微微似欲出汗者，风湿俱去也。"张介宾亦云："治湿之法，凡湿从外入者，汗散之；湿在上者，亦宜微汗之。"痛风湿痹缘于"风湿相搏"，风性轻扬易于表散，湿性重浊黏滞难以速除；恐发汗太峻、出汗太多，风邪虽去，湿浊仍留。故治痛风湿痹之发汗散湿，断不可令其大汗，而只宜微汗散湿。可用麻黄加术汤、麻杏苡甘汤，亦可用桂枝附子汤、白术附子汤、甘草附子汤等方以微汗散湿。

2. 散湿当辨寒热

痛风有因风寒湿三邪杂至者，亦有因风湿暑热诸邪杂至者，或风寒湿痹久病郁而生热者，故有寒湿和湿热之异。临证须明辨其寒热性质，才能分别施以温化寒湿、清化湿热等不同的散湿法则。张介宾在《景岳全书·杂证谟卷二十二》曾明确指出：湿证"辨治之法，其要惟二，则一曰湿热，一曰寒湿。""湿热之病，宜清宜利，热去湿亦去也；寒湿之病，宜燥宜温，非温不能燥也。""寒湿之证多不宜利也。何也？盖凡湿而兼寒者，未有不由阳气之虚，而利多伤气，则阳必更虚，能无害乎？但微寒微虚者，即温而利之，自无不可，若大寒大虚者，则必不宜利，此寒湿之证，有所当忌者也。"《类证治裁·痛风》云："初因寒湿风郁痹阴分，久则壮热攻痛……因于寒，宜从温散；因于火，宜从清凉；……肢节注痛，得捶摩而缓者，系风湿在经，灵仙除痛饮。肢节肿痛，遇阴雨而甚者，系风湿入络，虎骨丸、没药散或虎骨散。肢体烦痛，肩背沉重者，系湿热相搏，当归拈痛散。"《寿世保元·痛风》论述二妙散时云："湿热作痛，不拘上下用之。苍术妙于燥湿，黄柏妙于去热，二物皆有雄壮之性，亦简易之方也。加牛膝则治湿热下流，两脚麻木，或如火燎之热者。"二妙散燥湿清热，是治疗痛风湿热证的基础方。

3. 散湿当辨表里

痛风的病位虽重点在肌腠筋骨关节，以肢体表证为主；但其发病及发展与脾虚气弱，肾阳亏损，寒湿内盛也有密切的关系。故痛风临证还须明辨其表里。若病在肌腠经络筋骨关节者，运用微汗散湿、祛风除寒、通络宣痹法即可。痛风痼疾，日久伤及脏腑，病势偏里，里湿较盛者，可予淡渗利湿。如张介宾所云："湿在中下二焦，宜疏利二便，或单用淡渗以利小便。"对脾虚气弱，脾阳不健之寒湿痛风则宜温健脾土以祛湿，盖"脾土喜燥而恶湿，喜暖而恶寒，故温脾即所以治湿也"。对肾阳亏虚之寒湿痛风，"病之甚者，必用温补，候阳气渐复，则阴邪始退，如八味丸、理中汤……《金匮》肾气汤之类，皆当随证加减用之。"故健脾燥湿、温肾补阳是治里湿之本。凡治阳虚者，只宜补阳，阳胜则燥，而阴湿自退。

总之，散湿是针对痛风病因湿邪而提出的治法，含有微汗散湿、温化寒湿、清化湿热、燥湿清热、淡渗利湿、健脾祛湿、温阳除湿等多种具体治法，临床应结合痛风证候的表里病位，寒热、虚实性质，根据湿邪之轻

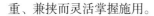

重、兼挟而灵活掌握施用。

（五）养血

痛风多属于痼病顽疾，久病多虚，气血不足是其一般规律。然从痛风病证来说，病在筋骨关节，肝藏血而主筋；肾藏精而主骨，精血互化，故久病痛风者，多见肝肾不足、精血亏虚。正如《寿世保元·痛风》所论"此证乃筋与骨证，幼者乃外淫侵入日久，大人及年近衰者，不善养而得，盖筋属肝血，骨属肾水，内损所致耳"。从淡渗伤津而涸阴血，加之久病服药，伤脾败胃，气血化源匮乏。可见，痛风病久，痛风治疗而言，久病长期服用祛风散寒除湿宣痹之药，辛散耗气，苦燥耗阴少有不气血俱虚者。如《素问·调经论》曰："寒湿之中人也，皮肤不收，肌肉坚紧，荣血泣，卫气去，故曰虚矣。"针对痛风这一病机特点，汪昂把"养血"列为治疗痛风的第五大法。

张介宾《景岳全书·杂证谟卷三》"历节风痛"指出："若筋脉拘滞，伸缩不利者，此血虚血燥证也，非养血养气不可。"《寿世保元·丁集·卷四·痛风》亦说："痛风，腰背手足肢节疼痛，乃血虚气弱，经络枯涩，蹇滞而然也。午后夜甚者，血弱阴虚……参五秦艽汤。"该方用四物汤加人参、黄芪、红花，益气养血活血，秦艽、羌活、独活、草薢祛风湿治痹痛，五加皮、狗脊、牛膝、杜仲补益肝肾、强腰脊而治痹痛，苍术燥湿健脾，黄连、黄柏、黄芩清热燥湿。《类证治裁·卷五·痛风》指出："东垣以痛风多属血虚，主用芎归，佐以桃仁、红花、薄桂、威灵仙或趁痛散。丹溪以痛风先由血热，主用四物、黄芩、白芷；在上加羌活、桂枝、威灵仙、桔梗；在下加牛膝、防己、黄柏、木通"。陈修园在《时方妙用·痛风》亦说："治风先治血，血行风自灭，宜四物汤加生黄芪、防风、桂枝、秦艽、桑枝、红花、炙草主之。痛风久不能愈，必大补气血，以为胜邪之本，切不可徒用风药，宜十全大补汤，诸药各一钱，加桑寄生三钱为君，再加附子、防风、竹沥、生姜汁为佐使。"

汪昂结和诸家之说，还强调所谓"养血"之法，不可单作补血看，纯补易致凝滞。用一"养"字还有化瘀生新、补而不滞之意。

（六）祛瘀

久病多瘀。《时方妙用》谓："痛风久不愈，以痛久必入络也。"痛风迁延，久病入络，必致导致血行滞涩，阻塞络脉而成为瘀血。瘀血一旦形成，又与风寒湿热痰浊诸邪交结，使痛风病情加重。留滞于筋骨，则见筋脉拘挛，诸肢节疼痛更剧、固定不移，关节僵硬甚至畸形、活动受限等。治疗除了利湿通络，还必须活血祛瘀。风寒湿热诸邪，皆能阻滞气血而导致血瘀。因此，治疗痛风，除了祛风散寒，除湿宣痹之外，还必须祛瘀活血通络。汪昂针对痛风必兼瘀血的病机特点，把"祛瘀"列为痛风治疗的第六大法。

《寿世保元·丁集·卷四·痛风》记载："瘀血湿痰，蓄于肢节之间，筋骨之会，空窍之所，而作痛也。肢节沉重者，是湿痰；晚间病重者，是瘀血也。"治疗用赶痛汤，其药用桃仁、红花、地龙、乳香、没药、五灵脂、香附、牛膝、羌活、甘草等。又谓舒筋散是主治"血脉凝滞，筋络拘挛，肢节疼痛，行步艰难，活血理气第一品也"。其方由玄胡索、当归、辣桂三药各等分组成，共研为细末，每次用酒调下二钱。这两方皆以祛瘀活血为主。又《类证治裁·痛风》论治说："肢节刺痛，停著不移者，系瘀血阻隧，趁痛散（桃仁、红花、当归、地龙、五灵脂、乳香、没药、香附、牛膝、羌活、甘草）。""周身麻痛者，系气血凝滞，五灵丸（五灵脂、川乌、乳香、没药）。"陈修园亦说："痛风久不愈，以痛久必入络也，诸方俱宜加入金银花、木通、红花、钩藤、刺蒺藜之类。"现代临床体会，痛风日久，若瘀血与痰浊阻络兼见，痰瘀结聚，临床症见关节附近出现皮下硬结，大小不一，触之疼痛，或者结节溃破形成瘘管；舌质黯红或有瘀斑，脉沉滑或细涩等症，治疗可以用身痛逐瘀汤化裁，以活血化瘀、消痰散结。

总之，"痛风"属"痹证"范畴，是一种严重危害人类健康的常见病、多发病。汪昂针对痛风病因病机及病证特点总结出的六大治法，实为临床实践经验之结晶。虽然分为六法，但在临床具体运用时，则需根据患者的不同体质及不同见证，将六法加以贯通，使之既有所侧重，又全面兼顾，守常寓变，师其法而不泥其法也。

七、痰病的辨证施治

痰是中医学的重要病因，有"痰生百病，怪病多痰"之说，因痰而引起的疾病也十分广泛。汪昂的著作皆以临床实用为出发点，因此将释药、论方与病因病机和病证治疗有机结合起来，理法方药俱全。虽然汪昂没有临床治疗学专著，但透过其药物学、方剂学著作也可体现其对某些杂病的治疗思想。学以致用的思想，不仅体现在对医理的阐发上，更体现在对杂病的辨证治疗上，兹以《医方集解》《本草备要》有关痰的论述为例，分析说明其对痰病的辨治特色。

（一）痰饮病名，仲景奠定

汪昂云："《内经》有饮字而无痰字，至仲景始立五饮之名，而痰饮居其一。"（《医方集解·五卷·除痰之剂》）考中医古籍，《内经》没有痰字，而仅有饮字。《素问·经脉别论》曰："饮入于胃，游溢精气，上输于脾。脾气散精，上归于肺，通调水道，下输膀胱。水精四布，五经并行。"《素问·至真要大论》曰："太阴在泉……湿淫所胜……民病积饮心痛。""太阴之胜……则湿气内郁……饮发于中，胕肿于上。"《素问·气交变大论》曰："岁土太过，雨湿流行，肾水受邪，……其则……饮发中满，食减，四肢不举。"《内经》指出了人体水液代谢的正常过程，认为雨湿浸淫，脾肾失调，可致饮发、积饮等病。

东汉·张仲景所著《金匮要略》始有痰饮之名，并列专篇予以论述。《痰饮咳嗽病脉证并治》篇载："问曰：夫饮有四，何谓也？师曰：有痰饮，有悬饮，有溢饮，有支饮。问曰：四饮何以为异？师曰：其人素盛今瘦，水走肠间，沥沥有声，谓之痰饮；饮后水流在胁下，咳唾引痛，谓之悬饮；饮水流行，归于四肢，当汗出而不汗出，身体疼痛重，谓之溢饮；咳逆倚息，短气不得卧，其形如肿，谓之支饮。"当时仍称统称为饮证，以其停聚与侵袭的部位不同，而分为痰饮、悬饮、溢饮、支饮四种。仲景所论的痰饮从广义上可理解为诸饮的总称，狭义则专指四饮之一，即饮邪留于肠胃的病证。后世医家在此基础上不断深入探讨，至宋·杨士瀛撰《仁斋直指方论·卷七》（1264）始将痰涎与水饮分别独列论述，提出饮清稀而痰稠浊，不仅从概念对痰涎和水饮作了明确的区分，而且对痰涎与水饮的成因与证候治疗都有区别。

（二）病因不一，水湿是本

痰饮是体内水液代谢障碍所形成的病理产物，又可能成为新的致病因素。《医方集解·五卷·除痰之剂》概述之谓："痰之源不一，有因热而生痰者，有因痰而生热者，有因气而生者，有因风而生者，有因寒而生者，有因湿而生者，有因暑而生者，有因惊而生者，有多食而成者，有伤冷物而成者，有嗜酒而成者，有脾虚而成者。"导致痰形成的原因十分复杂，有外感风寒暑湿火热邪气者，有内伤七情气郁惊恐者，也有内伤生冷、暴饮暴食、嗜酒过度而致者，还有因脾虚胃弱，失于运化，聚湿而成者。这些因素直接影响水液代谢失常，或使相关脏腑功能失调、导致水液代谢障碍，从而形成痰。虽然导致痰的原因繁多，但究其根源，都与脾失健运有关。盖脾居中焦属土，主运化。若脾运不健，调节失司，上不能输精养肺，下不能助肾利水，体内水液运化失常，聚湿则成痰。故汪昂进而指出："脾虚不能健运，则生痰饮。稠者为痰，稀者为饮，水湿其本也。"

（三）致病广泛，病变万端

痰一旦形成，除原发病之外，则又会成为新的致病因素，导致诸多新的疾病。故痰饮致病包罗甚广，汪氏谓"百病皆由痰起"。随痰所在部位、影响脏腑不同，表现症候各异。如痰"随气升降，在肺则咳，在胃则呕，在头则眩，在心则悸，在背则冷，在胁则胀，其变不可胜穷也"。"痰证初起，发热头痛，类外感表证；久则朝咳夜重，又类阴火内伤；走注肢节疼痛，又类风证。"都说明痰病的临床表现十分复杂。

汪昂更突出了怪病多痰的理论，在《医方集解·除痰之剂》二陈汤下还记载了一些痰致怪病的治疗体会："头风眉棱骨痛，投以风药不效，投以痰药见功。又如眼赤羞明，与之凉药不瘳，异以痰剂获愈。凡此之类，不一而足。"痛风虽然属于痹证的范畴，然而《本草备要》在威灵仙条下则将"清痰"作为痛风治疗大法之一。

（四）辨证论治，治病求本

痰是原发病的病理产物，但又是继发病的病因。痰病临床表现十分繁杂，既有痰而致的标证，也有导致痰原发病之本证。临床必须根据病情表现，辨别标本主次，遵循急则治其标，缓则治其本的原则，妥善处理。明·王肯堂（1549～1613）《证治准绳·杂病》痰饮云："痰之生由于脾气不足，不能致精于肺，而淤以成者也，治痰宜先补脾，脾复健运之常，而痰自化矣……大凡病痰饮而变生诸症，不当为诸证牵掣，妄言作名，当以治饮为先，饮消则诸症治愈。"故其后张介宾《景岳全书·杂证谟·痰饮》篇有："五脏之病，虽俱能生痰，然无不由乎脾肾。盖脾主湿，湿动则为痰；肾主水，水泛亦为痰。故痰之化无不在脾，痰之本无不在肾。"李中梓《医宗必读·卷九·痰饮》篇也有"脾为生痰之源，治痰不理脾胃，非其治也"之论。都强调治疗痰饮病时，不但要着眼化痰，而且更要考虑生痰之源。

在《医方集解》中，汪昂广泛引用先哲之论，强调对痰的治疗须辨证论治，治病求本。并且举一病例："有人坐处吐痰满地，不甚稠黏，只是沫多。此气虚不能摄也，不可用利药，宜六君子加益智仁一钱以摄之。"（《医方集解·五卷·除痰之剂》）患者经常随处唾吐痰涎满地，不甚稠黏，只是清稀泡沫状者，这是脾气虚弱，不能摄津布液而痰上泛所致，治疗不可使用利药，宜用六君子加益智仁健脾益气、化痰摄津即可。

此外，痰是有形之阴邪，痰随气而升降，痰聚则气壅，气顺则痰消。故汪氏又引庞安常语："善治痰者，不治痰而治气，气顺则一身津液亦随气而顺矣。"（《医方集解·五卷·除痰之剂》）强调在化痰的同时，注意调理气机。

（五）通用二陈，随证化裁

《和剂局方》二陈汤，是治疗痰病的基础方。《医方集解》诠释二陈汤方义曰："此足太阴阳明药也。半夏辛温，体滑性燥，行水利痰，为君。痰因气滞，气顺则痰降，故以橘红利气；痰由湿生，湿去则痰消，故以茯苓渗湿，为臣。中不和则痰涎聚，又以甘草和中补土，为佐也。"只要善于化裁，即可广泛应用于各种痰病。汪昂指出二陈汤可"治一切痰饮为病，咳嗽胀满，呕吐恶心，头眩心悸"。强调"治痰通用二陈"，而贵在随症加减变化："风痰加南星、白附、皂角、竹沥；寒痰加半夏、姜汁；火痰加石膏、青黛；湿痰加苍术、白术；燥痰加瓜蒌、杏仁；食痰加山楂、麦芽、神曲；老痰加枳实、海石、芒硝；气痰加香附、枳壳；胁痰在皮里膜外，加白芥子；四肢痰加竹沥。"（《医方集解·五卷·除痰之剂》）

《本草备要》在半夏条下也谓："二陈汤为治痰之总剂，寒痰佐以干姜、芥子，热痰佐以黄芩、瓜蒌，湿痰佐以苍术、茯苓，风痰佐以南星、前胡，痞痰佐以枳实、白术。更看痰之所在，加导引药。惟燥痰非半夏所司也。"（《本草备要·卷一·草部》）

（六）治有宜忌，需加注意

在痰病的辨治过程中，汪昂还强调必须注意以下几点：

1.燥痰证切勿施用二陈汤

虽然二陈汤是治痰的总方，但汪昂指出："有血不足，阴火上逆，肺受火伤，肃清之令不得下行，由是津液浑浊，生痰不生血者，名燥痰，应用润剂，如地黄、门冬、枸杞之类，滋阴降火，而痰自清，若投二陈，立见危殆。"《本草备要·卷一·草部》盖二陈汤毕竟属温燥化痰之剂，主要适用于湿痰。如果肺肾精血亏损，阴火上逆灼伤肺金所生之燥痰，治宜滋阴降火，多用地黄、门冬、枸杞之类；若投二陈温燥，则必更有伤阴耗津之弊。在《本草备要》半夏条下又引用赵继宗言："二陈治痰，世医执之，内有半夏，其性燥烈，若风寒湿食诸痰则相宜，至于劳痰失血诸痰，用之反能燥血液而加病。"

2.痰饮流注者勿按风痹治

汪昂在《医方集解》二陈汤下指出："有痰流入四肢，肩背酸痛，手足疲软，误以为风，则非其治，宜导痰汤加木香、姜黄。"临床有痰饮流注于四肢筋骨，而肢体筋骨关节疼痛者，不可误诊为风湿痹证，按照痰病予导痰汤加木香、姜黄等治之可愈。

3.化痰药物亦须辨证施用

化痰药物之性有温燥凉润之异，临床必须根据痰饮病证之性质，辨证选药。温燥化痰药适宜于寒痰、湿痰，不宜于燥痰、热痰；凉润化痰药适宜于燥痰、热痰，不宜于寒痰、湿痰。汪昂在《本草备要》贝母条下曰："俗以半夏燥毒，代以贝母，不知贝母寒润，主肺家燥痰；半夏温燥，主脾家湿痰。设或误用，贻误匪浅。故凡风寒湿食诸痰，非贝母所宜也，宜用半夏、南星。"在《医方集解》二陈汤方下，汪昂也强调贝母寒润主肺家燥痰，半夏温燥主脾家湿痰。虽俱化痰，而寒温燥润各异。脱或误施，贻害匪浅，用者宜审之。 从上述分析可知，汪昂对痰病的认识比较全面，他借鉴清代以前名家经验，融古今治痰方法于一体，强调对痰病要察其病本，知其所变，分清寒热虚实，明辨标本缓急而随证治之；尤其对二陈汤的精辟见解和巧妙化裁，对临床实践具有很好的指导意义。

汪昂

后世影响

一、历代评价

汪昂是我国明末清初的一位中医药学家，其著述颇多，对中医药学术普及作出了重要贡献。现代编撰的辞书对其评价颇高，例如：

谢观《中国医学大辞典》载其："汪昂，字讱庵。清，休宁县人，诸生。年三十余即弃举子业，笃志方书，著有《素灵类纂约注》《医方集解》《本草备要》《汤头歌诀》等书，皆浅显易明，为学者所称。"

《辞海》则谓其："清初医家，字讱庵，安徽休宁人。因病学医，编著有《素问灵枢类纂约注》《医方集解》《本草备要》《汤头歌诀》等，颇切实用，流传甚广，对普及医学有所贡献。"

李经纬《中医大辞典》载其："清代著名医家，字讱庵，安徽休宁人，早年业儒，为邑诸生。三十余岁时弃举子业而潜心医学，前后四十余年博览诸子经史及各家医籍，撰述较多。其中有《医方集解》（1682 年刊行），乃仿照宋代名医陈言所作《三因极一病证方论》及明代吴鹤皋之《医方考》的大意，进而分病列方，并采各家论述及方剂而成；《素问灵枢类纂约注》（1689 年刊行），为参考各家之说，对《内经》（针灸除外）分类简注；《汤头歌诀》（1694 年刊行），选录最常用方剂 300 余，用七言歌诀编成，附有简释；《本草备要》，为采集诸家本草，简辑而成，将药、证、病因加以联系，并附图 400 余幅。汪昂于医学之理，主遵《内经》等古典医著，而能兼采诸家之长，具撰述较简明扼要，浅显易懂，多为后世学医者所喜读，流传较广，故对医学普及有一定贡献。此外，他对明末传入我国的西医学的态度较为开明，认为西医虽不明气化之理，但对于形态方面的论述则较为确凿；他还记述有'脑为元神之府''灵机记性在脑'等说。"同时，李经纬在《中国医学通史》赞誉《本草备要》是"清代流行最广的普及性本草著作"。

二、学派传承

汪昂是明末清初著名新安医家。他撰集的《素问灵枢类纂约注》《本草备要》《医方集解》《汤头歌诀》四部著作，被后人称为"汪氏四书"。此四书问世至今，流传最广，少则有数十个，多则有上百个版本。《中国医学通史》（古代卷）评价认为，《本草备要》是"清代流传最广的普及性本草著作"，而"清代在方剂学方面影响最大的著作要首推汪昂的《医方集解》"。

近年来，新安学者研究认为，汪昂是明末清初著名的医药学家和编辑出版家。《新安医学学术思想精华》评价云：他早年攻读经史，长于文学，为明末诸生。入清后弃儒从医，晚年从事医学著述，致力于医学启蒙读物的出版，其读者定位"上达宰相，下及妇孺"。汪昂博览群书，对方药较有研究，一生著作颇丰。为普及医学知识，所著方药医书多种，简明实用，浅显畅晓，尊古不泥，阐发医理，独树见地。汪昂把《内经》的主要内容撷出，以明畅的文字注释，编成《素问灵枢类纂约注》。其所著的《本草备要》《医方集解》《汤头歌诀》等，由博返约，通俗易懂，便于背诵记忆，颁行全国，影响颇大，至今仍是研习中医学者的入门教材。安徽中医药大学王键教授评价曰：汪昂普及推广医药知识，功在启蒙继承，重在临床实用，是中医学"医学启蒙派"的代表人物。其编撰医书把为民所用、济世救人的主导思想和主张贯穿始终，为中医学术的继承、普及与推广作出了重要贡献。

三、后世发挥

（一）对《医方集解》的发挥

由于该书颇具实用价值，深受医者推崇，成为临证习医者的必备参考医籍，是清代影响最大的方剂学著作。费伯雄在《医方论·序》中说："乡曲之士，每以《医方集解》一书奉为枕秘。"《中国医籍提要》亦云："此书之长，在于'辨证论方'，'虽名方解，然而病源脉候、脏腑经络、药性治法，罔不毕备'，诚为理、法、方、药相应贯通的佳作，理论结合实际的好书。同时，汪昂汇集数十家之精髓，上自《内经》《伤寒论》之旨，下逮金元四大家等诸贤之论，并参与自己的见解，博观约取，裁议精当，是一部较好的方书。"李经纬主编《中国医学通史》誉之"清代在方剂学方面影响最大的著作要首推汪昂的《医方集解》。"

（二）对《汤头歌诀》的发挥

汪昂歌诀言简意赅，数语之中，药品具，病证彰，执简驭繁，便于记忆与掌握，这种编写形式对后世影响很大。此书为流传最广的方剂歌诀，清代及近代的许多同类方剂歌诀都是在其基础上改编或增补而成的。后世医家在汪昂《汤头歌诀》基础上，对其增订、补注、阐释，影响较大者有如下四部书：

1.《汤头歌诀正续集》

该书题"清·汪讱庵编撰，严苍山增辑、秦伯未重订"，上海卫生出版社1956年出版。

本书正集原系清·汪讱庵所撰。全书用歌诀形式写成，在极简括的词句中，把方剂的药物和应用都包含在内，尤便于诵读记忆。正文后面，附有注释，把药物的用量和效用作了补充介绍，使读者在临床应用时知所随

症加减，灵活运用。全书内容按照方剂效用的不同，分成 20 类，列方 320
余则。正集列于全书之首。

续集则集中列于正集之末，分门别类一如汪昂，惟增加幼科一门。续
集为浙江宁海严苍山增辑，选加古今要方 94 首为正方，附方 45 首，共计
139 首。严氏所增诸方皆属临床常用而汪昂未录者。例如：补益剂，有独参
汤、保元汤、金匮肾气丸、当归补血汤、天王补心丹等 21 首；发表剂，有
银翘散、桑菊饮、华盖散等 6 首；理气剂，有苏合香丸、瓜蒌薤白汤等 5
首；理血剂，有黄土汤、赤小豆当归汤等 4 首；利湿剂有三仁汤、甘露消
毒饮、二妙丸等 8 首；润燥剂有沙参麦冬饮、清燥救肺汤、黄连阿胶汤、
增液汤等 9 首；泻火剂有紫雪丹、至宝丹、牛黄丸、清瘟败毒饮等 8 首；
新增幼科之剂，有万病回春丹、抱龙丸、肥儿丸、保赤丹、八珍糕等 8 首。

2.《汤头歌诀新义》

此书题"清·汪昂著，高体三、曹健生、王文忠释义"，河南科学技术
出版社 1981 年 11 月出版。

汪昂编撰的《汤头歌诀》，包括 300 多个方剂，全部用韵文编写，读起
来朗朗上口，故流传至今，颇受读者欢迎。为了适应中医学发展的情况和
读者的实际需要，作者结合长期教学、科研及临床经验，对各首方剂做了
较详细阐发，并从原方基础上化裁、增补了 200 多个方剂，使其成为一本
理论与实际密切结合的方剂学参考书籍，故名"《汤头歌诀新义》"。

《汤头歌诀新义》除载有原书歌诀外，又增加了功能、主治、化裁、临
床运用、按语及注释等内容。特别增加了中西医结合的内容，为汤头歌诀
赋予新意。如书中指出：大承气汤加减可用于急性肠梗阻、急性胆囊炎、
急性胰腺炎、急性阑尾炎以及某些热性病过程中出现的高热、神昏、谵语、
惊厥、发狂而有阳明腑实证者。通过对本方的实验研究，初步证明具有增
加胃肠道的蠕动，增加胃肠道的容积，改善胃肠道的血液循环和降低毛细

血管的通透性及促进胆囊收缩、胆道口括约肌放松、胆汁分泌增加等作用。《汤头歌诀新义》每首方后有按语，除简要说明该方的性质、作用、主治重点和禁忌外，还作了类方鉴别对比，有一些独到见解。

《汤头歌诀新义》条理清晰，概念明确，深入浅出，可引初学者入中医之门，为自学者启探求之路，堪称雅俗共赏。

3.《增辑汤头歌诀正续集》

该书题"清·休宁汪讱庵撰（正集），后学宁海严云苍山增辑（续集）；严世芸，潘华信，潘华敏整理"，上海科学技术出版社 1988 年出版。

本书是在《汤头歌诀正续集》的基础上，进一步增辑续集而成。正集原系清·汪讱庵所撰。严苍山先生在完成《汤头歌诀正续集》之后，又对"续集"内容进行了整编、整理及增补。整编者，改变其编排方式，其内容分类仍宗汪昂之旧，只是将严氏续集的内容调整分列于正集各节之后。整理者，对原书中的错误之处进行纠正。增补者，又新增方剂 213 首，其中正方 161 首、附方 52 首，全书共收载方剂 660 余首。1965 年严苍山先生将书稿交付出版社。18 年之后，1984 年又经严苍山先生之子严世芸，学生潘华信、潘华敏，对文稿做了进一步的整理。

4.《新编补注汤头歌诀》

此书题"清·汪昂原著，黄斌、李祖长编注"，内蒙古科学技术出版社 2001 年 4 月出版。

作者认为，熟记和掌握一些常用方剂是中医学者的基本功，历代医家均有汤头歌诀之类的普及性读物问世，但影响最大、流传最广者当推清初汪昂编著的《汤头歌诀》。严苍山在《汤头歌诀续集·序》中评价："汪氏《汤头歌诀》风行久矣，初学医者，每手置一编，熟诵而心记之。"

《汤头歌诀》共收常用方剂 329 首，风行海内数百年，经久不衰，一直被后人所广为传诵。但是，由于受歌诀体裁的限制，原注一般比较简单，有的还不够明确，一些解释也已显得陈旧、落伍，与现代中医的发展不相适应。因此，编注者以实用为宗旨，在原著的基础上进行了新编补注，主要侧重于结合临床实际，对方剂的组成配伍、药理作用及随症加减等作了深入浅出的分析，并补充了一些现代研究的成果，对方歌中个别难懂的词句也作了扼要的注释，故名《新编补注汤头歌诀》。

（三）对"暑必兼湿说"的发挥

汪昂《医方集解》《本草备要》的问世，备受医者青睐。《本草备要》被认为是"清代流传最广的普及性本草学著作"；而《医方集解》则被誉为"后世方剂学之圭臬"。清代费伯雄在《医方论》中说："当时之医，每以《医方集解》一书奉为枕秘。"晚于汪昂半个世纪，同样具有新安医学世家背景的叶桂，继汪昂暑必兼湿说之后，对暑必兼湿的理论予以进一步阐发和应用，更加广为人知，以致后世医家误认为叶天士首创了"暑必兼湿"说。

叶天士在《临证指南医案·卷五·暑》云："湿热气，始由肺受，漫布三焦。""暑湿伤气，肺先受病。""暑风必挟湿，湿必伤于气分。""暑必挟湿，二者皆伤气分，从鼻吸而受，必先犯肺。""暑热郁遏，头胀脘痛，口渴溺短，当清三焦。""暑热必夹湿，吸气而受，先伤于上。""湿乃重浊之邪，热为熏蒸之气，热处湿中，蒸淫之气，上迫清窍，耳为失聪。""暑邪初受，暑湿热必先伤气分。"邵新甫在按语中更强调："天之暑热一动，地之湿浊自腾。人在蒸淫热迫之中，若正气设或有隙，则邪从口鼻吸入，气分先阻，上焦清肃不行，输化之机失于常度，水谷之精微亦蕴结而为湿也。人身一小天地，内外相应。故暑病必夹湿者，即此义耳。""暑与湿，为熏蒸黏腻之邪也，最难骤愈，若治不中窾，暑热从阳上熏，而伤阴化燥；湿邪从阴下沉，而伤阳变浊……竟至溃败莫救矣。"由于叶天士的倡导阐发与应用，使"暑必兼湿"说影响更为广泛。

深入研究"暑必兼湿"说，对暑温认识更加全面。清代著名温病学家吴鞠通认为，暑为热极之邪，又具湿性，故兼湿热双重性质，也十分赞同"暑必兼湿"说，认为纯热无湿，则不是暑病。他在《温病条辨·卷一·暑温》第 22 条说："热极湿动，火生土也。上热下湿，人居其中而暑成矣。若纯热不兼湿者，仍归前条温热例，不得混入暑也。"第 24 条说："温病最忌辛温，暑病不忌者，以暑必兼湿；湿为阴邪，非温不解。"但王孟英认为，暑与湿在性质上有阴阳之别，两者虽可兼夹，但毕竟不属一体，不能认为暑之中必有湿在内，提出"暑多挟湿"的论点。《温热经纬·卷三》谓："暑令湿盛，必多兼感，故曰挟。犹之寒邪挟食、湿证兼风，俱是二病相兼，非谓暑中必有湿也。故论暑者，须知为天上烈日之炎威，不可误以湿热二气并作一气始为暑也。而治暑者，须知其挟湿为多焉。"王氏提出"暑多挟湿"的观点，从理论上是对"暑必兼湿"说认识的深化，对临床实践也有一定指导意义。

俞根初认为，暑温有暑多湿少和湿多暑少两种类型。其《通俗伤寒论》首立"暑湿伤寒"节，分型论述暑湿兼外寒、内寒的症因脉治。认为"蕴伏膜原之暑湿……尤必辨其暑与湿的孰轻孰重"（《通俗伤寒论·伤寒兼证·伏暑伤寒》）。对两种证候又有两种治法。如"传胃而暑重湿轻者，或先辛凉透发，从疹而解；或苦辛通降，从大便而解。解后用蒿芩清胆汤清利三焦，使余邪从小便而解"；后以甘凉善后。"传脾而湿重暑轻者"，先用温化清渗，使湿热从小便而泄；若热郁在胃肠之中，酌加枳实导滞丸、更衣丸等缓下之；邪既尽，滋养阴液以善后。这种暑、湿多少的辨治，对暑必兼湿的认识更加全面。由于夏季暑热郁蒸，病邪性质和暑温病情十分复杂，故近代曹炳章《暑病证治要略》认为"病之烦而苛者，莫如夏月暑湿为最甚。"因此，汪昂的"暑必兼湿说"至今仍有重要的研究价值。

四、国外流传

（一）《本草备要》

《本草备要》，1729 年（日本享保十四年）东传至日本、琉球，由植树藤治郎重广刊行，风行海外。《历代中药文献精华》云："该书今以《增订本草备要》流传最广，早期有康熙三十三年（1694）文富堂刊本，此后刊本、石印本、铅印本共 60 余种，各地均可觅得。"文富堂本后曾经清代太医吴谦审定，在重刊中另增"药图"1 卷，图文并茂，影响最大。据《中国中医古籍总目》所载，现存木刻、石印、铅印版本达 122 种。

（二）《医方集解》

该书自问世后不久即风行海外。日本江户时代，享保十一年（1726），有日本浪华得中堂刻本；国内复刻本及石印本极多。据《中国中医古籍总目》载，现存木刻、石印、铅印版本达 84 种，居现存同类方书版数之首。

综上所述，汪昂是一位成功的中医药名家，对后世中医学术的发展影响巨大。中国科学技术大学汪常明博士曾分析汪昂成功的原因有三：

其一，以医为本，致力普及。古时学医者，仕途无路之儒生占很大比例。这是"不为良相便为良医"的社会思想所引导影响的。而"秀才学医，笼中捉鸡"，医古文对于读通四书五经的儒生来说也相对容易许多。而汪昂并非仕途受限才转而行医。他文采韬略俱佳，有《讱庵诗文集》十卷行世。但他却无意于科举，而独重医学，并将其与行政、刑典相提并论。其言："帖括浮名，雕虫小技，纵邀虚誉，无裨实功，唯医一道，福庇最长。"在封建统治年代，医技一直被视为小道，是不为人看重的行业。而汪昂却能摒除俗见，以医为本，投入到这个"民生日用之实"的小道中来。这本身是一种超凡脱俗的行为，具有难能可贵的精神。《辞海》评价汪昂的医著为："颇切实用，流传甚广，对普及医学有所贡献"。汪昂不仅以医为本，重视医疗技术，为了使广大社会民众也能从中受益，他致力于医学普及，因此受到社会大众的欢迎。此二者是他成功的关键所在。

其二亦儒亦医，博学济世。新安医家是一个儒医群体，他们儒而兼医、亦儒亦医，有着深厚的文化底蕴，深受中国传统，尤其是徽州文化的影响。汪昂就是这样一位儒医。新安不少医家为了课徒，便于掌握必要的医药学知识，曾以大量精力从事医籍的研究整理，融合诸家，编撰了一批由博返约、简明通俗的普及性著作。新安医家有着良好的医德医风，汪昂便是一位博学济世、口碑良好的儒医。从他作品中，不时可以看到他为大众造福而写书的思想，这种崇高的道德风尚也是他著作流传的一副促进剂。

其三亦商亦医，经营有道。在我国明清历史上，徽商是一个响亮的品牌，古有"无徽不成镇"之说。除了作为一名医者，汪昂在明末清初时还参与了出版活动，他在商业出版中独运匠心，并获得成功。他本人开有一家刻坊，名曰"延禧堂"，并在另一家刻坊"还读斋"进行过出版活动。汪昂晚年致力于医学书籍的出版。他采用了吸引读者的有效方法，如广告、装帧设计、读者定位和写作方法的思考以及始终与读者保持紧密联系，不断满足读者的需求，坚持正确的出版定位。他所出版的书籍为读者作了充分的考虑，极大地迎合了读者的需要。比如《本草备要》，该书携带方便，印制精良，分类上化整为零，把一部大作品分成小单元。与李时珍的《本草纲目》相比，《本草备要》及其附加的四个本子更易收藏或携带，可放于箱中船里或车上。在发行上，汪昂对产品投放市场十分主动，他将自己或还读斋的印章印在所出刊物上做广告，他还针对不同读者和书的不同特点，采取不同的宣传广告方式。汪昂的书实用性较强，既适合专业人士，也可为非专业人员所用。正如《本草备要》建议，不懂医术之人亦可预备一本，以备情况紧急时参阅。

综上所述，汪昂以其深厚的中国传统文化功底，潜心于中医药事业，博采广搜，汇粹百家，比较筛选，附加评释，并以开放包容的心态吸纳新知识，提出新见解，以民众的疾痛和需要为目标而编撰了诸多医药书籍，毕生致力于医药学知识的普及与推广，为中医学术的继承和发展作出了杰出的贡献。

汪昂

参考文献

［1］汪讱庵.素问灵枢类纂约注［M］.上海：上海科学技术出版社，1958.

［2］汪昂.本草备要［M］.谢观，董丰培，评校.重庆：重庆大学出版社，1996.

［3］汪昂.本草备要［M］.鲁照麟，主校.陈赞育，点校.沈阳：辽宁科学技术出版社，1997.

［4］汪讱庵.医方集解［M］.上海：上海科学技术出版社，1957.

［5］汪昂.增辑汤头歌诀正续集［M］.严云增，辑.严世芸，潘华信，潘华敏，整理.上海.上海科学技术出版社，1988.

［6］章纳川.汤头钱数抉微［M］.王毓，校注.太原：山西科学技术出版社，1991.

［7］汪讱庵.汤头歌诀正续集［M］.严苍山，增辑.上海：上海卫生出版社，1956.

［8］汪讱庵.《本草易读》［M］.吕广振，陶振岗，王海亭等，点校.北京：人民卫生出版社，1987.

［9］灵枢经［M］.北京：人民卫生出版社，1963.

［10］张仲景.新辑宋本伤寒论［M］.重庆中医学会编注.重庆：重庆人民出版社，1955.

［11］张机.金匮要略方论［M］.北京：人民卫生出版社，1956.

［12］许慎.说文解字注［M］.段玉裁，注.上海：上海书店出版，1992.

［13］许慎.说文解字今释［M］.汤可敬，撰.长沙：岳麓书社，2002.

［14］葛洪.抱朴子［M］.上海：上海古籍出版社，1990.

［15］陶弘景.名医别录（辑校本）［M］.尚志钧，辑校.北京：人民卫生出版社，1986.

［16］姚僧垣.集验方［M］.高文铸，辑校.天津：天津科学技术出版社，1986.

［17］杨上善. 黄帝内经太素［M］. 北京：人民卫生出版社，1965 年.

［18］孙思邈. 备急千金要方［M］. 北京：人民卫生出版社影印，1955.

［19］孙思邈. 千金翼方［M］. 北京：人民卫生出版社影印，1955.

［20］苏敬. 新修本草［M］. 上海：上海古籍出版社，1985.

［21］李珣. 海药本草（辑校本）［M］. 尚志钧，辑校. 北京：人民卫生出版社，1997.

［22］陈藏器. 本草拾遗辑释［M］. 尚志钧，辑释. 合肥：安徽科学技术出版社，2002.

［23］成无己. 伤寒明理论［M］. 上海：商务印书馆，1955.

［24］陈言. 三因极一病证方论［M］. 北京：人民卫生出版社，1957.

［25］李杲. 内外伤辨惑论［M］. 北京：人民卫生出版社，1959.

［26］严用和. 重订严氏济生方［M］. 浙江省中医研究所文献组，湖州中医院，整理. 北京：人民卫生出版社，1980：65-66

［27］唐慎微. 证类本草［M］. 北京：人民卫生出版社影印，1982.

［28］杨士瀛. 仁斋直指方论［M］. 盛维忠，王致谱，校注. 福州：福建科学技术出版社，1989.

［29］陈师文. 太平惠民和剂局方［M］. 鲁兆麟，点校. 沈阳：辽宁科学技术出版社，1997.

［30］张元素. 医学启源［M］. 任应秋，点校. 北京：人民卫生出版社，1978.

［31］镏洪. 中国医学大成续集·伤寒心要（影印本）［M］. 曹炳章，编. 上海：上海科学技术出版社，2000.

［32］王好古. 此事难知［M］. 项平，校注. 南京：江苏科学技术出版社，1985.

［33］忽思慧. 饮膳正要［M］. 刘玉书，点校. 北京：人民卫生出版社，1986.

［34］王好古.汤液本草［M］.北京：人民卫生出版社，1987.

［35］朱震亨。格致余论［M］.鲁兆麟，点校.沈阳.辽宁科学技术出版社，1987.

［36］朱丹溪.丹溪心法［M］.鲁兆麟，点校.沈阳：辽宁科学技术出版社，1997.

［37］张浩撰.仁术便览［M］.上海：商务印书馆，1957.

［38］张介宾.景岳全书［M］.上海：上海科学技术出版社，1959.

［39］虞抟.医学正传［M］.北京：人民卫生出版社，1965.

［40］张介宾.类经［M］.北京：人民卫生出版社，1965.

［41］李时珍.本草纲目（点校本）第二册［M］.北京：人民卫生出版社，1977.

［42］兰茂.滇南本草：第二卷［M］.滇南本草整理组，整理.昆明：云南人民出版社，1977.

［43］王纶.明医杂著［M］.薛己，注.王新华，点校.南京：江苏科学技术出版社，1985.

［44］吴崑.医方考［M］.李飞，校注.南京：江苏科学技术出版社，1985.

［45］李时珍.本草纲目［M］.张守康，校注.北京：中国中医药出版社，1988.

［46］张介宾.景岳全书［M］.赵立勋，主校.北京：人民卫生出版社，1991.

［47］张景岳.景岳全书精选［M］.北京：科学技术文献出版社，1996.

［48］徐春甫.古今医统大全（中册）［M］.合肥：安徽科学技术出版社，1995.

［49］龚廷贤.寿世保元［M］.鲁兆麟，点校.沈阳：辽宁科学技术出版社，1997.

［50］王肯堂.证治准绳［M］.吴唯，校注.北京：中国中医药出版社，1997.

［51］李梴.医学入门［M］.田代华，金丽，何永，点校.天津：天津科学技术出版社，1999.

［52］李中梓.医宗必读［M］.王卫，张艳军，徐立等，点校.天津：天津科学技术出版社，1999.

［53］喻昌.医门法律［M］.赵俊峰，点校.北京：中医古籍出版社，2002.

［54］赵献可.医贯［M］.陈永萍，校注.北京：学苑出版杜，2005.

［55］倪朱谟.本草汇言［M］.郑金生，点校.北京：中医古藉出版杜，2005.

［56］丹波元坚.药治通义［M］.北京：人民卫生出版社，1955.

［57］俞根初.重订通俗伤寒论［M］.何廉臣，曹炳章，徐荣斋，整理.杭州：新医书局，1956.

［58］谢玉琼.麻科活人全书［M］.朱礼棠，评注.上海：上海卫生出版社，1957.

［59］张璐.张氏医通［M］.上海：上海科学技术出版社，1963.

［60］陈修园.时方妙用［M］.杨护生，校注.福州：福建科学技术出版社，1986.

［61］费伯雄.医方论［M］.李铁君，点校.北京：中医古籍出版社，1987.

［62］尤乘.寿世青编［M］.杜晓玲，校注.中国书店，1993.

［63］叶天士.临证指南医案［M］.华岫云，编订.北京：华夏出版社，1995.

［64］吴鞠通.温病条辨［M］.鲁兆麟，点校.沈阳：辽宁科学技术出版社，1997.

［65］张璐.本经逢原［M］.赵小育，校注.北京：中国中医药出版社，1996.

［66］顾观光.神农本草经［M］.徐树楠，牛兵占，编著.石家庄：河北科学技术出版社，1996.

［67］林珮琴.类证治裁［M］.钱晓云，点校.上海：上海中医药大学出版社，1997.

［68］王清任.医林改错［M］.欧阳兵，张成博，点校.天津：天津科学技术出版社，1999.

［69］吴仪洛.成方切用［M］.李志庸，点校.天津：天津科学技术出版社，1999.

［70］王士雄.温热经纬［M］.林霖，注释.王怡，句读.北京：学苑出版社，2004.

［71］廖腾煌.休宁县志［M］.康熙三十二年：卷之八书目.

［72］谢观.中国医学大辞典［M］.上海：商务印书馆，1921.

［73］时逸人.医药汤头歌诀［M］.上海：商务印书馆，1940.

［74］南京中医学院医经教研组.黄帝内经素问译释［M］.上海：上海科学技术出版社，1982.

［75］中国医籍提要编写组.中国医籍提要［M］.长春：吉林人民出版社，1984.

［76］王占玺.张仲景药法研究［M］.北京：科学技术文献出版社，1984.

［77］范行准.中国医学史略［M］.北京：中医古籍出版社，1986.

［78］江苏新医学院编.中药大辞典（上册）［M］.上海：上海科学技术出版社，1986.

［79］李云.中医人名辞典［M］.北京：国际文化出版公司，1988.

［80］尚志钧，林乾良，郑金生.历代中药文献精华［M］.北京：科学技术文献出版社，1989.

［81］傅维康.中国医学史［M］.上海：上海中医学院出版社，1990.

［82］严世芸.中国医籍通考（第一卷）［M］.上海：上海中医学院出版社，1990.

［83］张震寰.中华气功大典［M］.北京：团结出版社，1995.

［84］李经纬.中医大辞典［M］.北京：人民卫生出版社，1995.

［85］项长生.汪昂医学全书［M］.北京：中国中医药出版社，1999.

［86］李经纬，林昭庚.中国医学通史·古代卷［M］.北京：人民卫生出版社，1999.

［87］余瀛鳌，李经纬.中医文献辞典［M］.北京科学技术出版社，2000.

［88］李经纬，李振吉.本草纲目校注［M］.沈阳.辽海出版社，2002.

［89］顿宝生，周永学.方剂学［M］.北京：中国中医药出版社，2006.

［90］薛清录.中国中医古籍总目［M］.上海：上海辞书出版社，2007.

［91］高学敏.中药学［M］.北京：中国中医药出版社，2007.

［92］陈雪功.新安医学学术思想精华［M］.北京：中国中医药出版社，2009.

［93］章健.新安医学方药精华［M］.北京：中国中医药出版社，2009.

［94］蒋亦凡.新汤头歌［J］.中医杂志，1955，4（4）：31-32.

［95］江克明.汪昂《医方集解》读后记［J］.中医杂志，1982，（9）：52-54.

［96］赵有臣.有关刘草窗其人小考［J］.中医药学刊，1984，（1）：39.

［97］施乃民."肺炎"病名来源考［J］.陕西中医学院学报，1985，8（2）：57-58.

［98］黄一九，张海燕.痛风治疗六法［J］.上海中医药杂志，1986，（3）：36-37.

［99］尚志钧.《本草备要》简介［J］.皖南医学院学报，1986，4（3）：206.

［100］马仁智.汪昂对中医学普及的贡献［J］.江苏中医杂志，1987，4：38-40.

［101］过伟峰.《医方集解》的编写特点及对方剂学的贡献［J］.贵阳中医学院学报，1988，（1）：51-53.

［102］黄一九.汪昂治痛风六法临床运用举隅［J］.安徽中医学院学报，1988，7（3）：34-35.

［103］江克明.谈汪昂的方剂归经学说［J］.安徽中医学院学报，1989,8（2）：49-51.

［104］李标，刘友泉.汪机医学之易理发微［J］.安徽中医学院学报，1991，（2）：11-12.

［105］尚志钧.汪讱庵及其《本草备要》［J］.安徽中医学院学报，1990，9（2）：61-63.

［106］李和平.汪昂引"得鱼者忘筌"于《医方集解》序中的本义刍言［J］.中医药学报，1992（5）：50-52.

［107］徐宝沂，姚家安.试论《医方集解》对方剂学的贡献［J］.安徽中医学院学报，1993，12（2）：10-12.

［108］张一群.刘草窗小考［J］.医古文知识，1994（1）：22.

［109］黄孟君.浅谈汪昂对方剂学说的贡献［J］.湖南中医学院学报，1995，15（3）：8-9.

［110］彭静山.汪昂与《汤头歌诀》［J］.山东中医杂志，1995，14（9）：424.

［111］肖金.试论汪昂对方剂学的贡献［J］.安徽中医临床杂志，1998，10（5）：320.

［112］曹美莹.汪昂与《医方集解》［J］.中华医史杂志，2000，30（3）：179.

［113］刘映芬.二至丸的故事［J］.开卷有益.求医问药，2001（3）：48.

［114］甄仲，秦玉龙.汪昂对《黄帝内经》研究的贡献［J］.江西中医学院学报，2003，15（2）：30-31.

［115］甄仲，秦玉龙.《本草备要》对中医药学的贡献［J］.湖北中医杂志，
　　　2003，25（7）：6-7.

［116］甄仲，秦玉龙.《医方集解》对祖国医学的贡献［J］.吉林中医药，
　　　2003，23（7）：1-2.

［117］黄孟君.汪昂在方剂学方面的成就［J］.中医药学报，2003，18（12）：710.

［118］陈勇，郭平.试论汪昂对方药功效理论的贡献［J］.中医研究，
　　　2004，17（2）；58-60.

［119］田代华，李怀之.谈汪昂对医学的贡献［J］.中医教育，2005，24（4）：
　　　80-81.

［120］田代华，李怀芝.汪昂医学学术思想研究［J］.中医药学刊，2005，
　　　23（7）：1169-1171.

［121］王世民.《本草备要》和《增订本草备要》小考［J］.山西中医，
　　　2006，22（1）：41-42.

［122］强刚.浅释《勿药元诠·小周天》对中医养生的贡献［J］.国医论坛，
　　　2007，22（1）：48.

［123］汪常明.新安医家汪昂成功之道探析［J］.中医文献杂志，2007（1）：
　　　52-53.

［124］郭海峰.论医方集解的编写特点［J］.中医研究，2007，20（3）：
　　　59-60.

［125］赵黎.从四物汤评析《医方集解》的学术特点［J］.中医药导报，
　　　2008，14（3）：13-14.

［126］雷国兆，王勇.汪昂治痛风六法临床经验探讨［J］.中国中医药现代
　　　远程教育，2008，6（11）：1325-1326.

［127］艾青华，李董男，徐麟.试论《本草备要》的文献学价值［J］.中医
　　　文献杂志，2008（3）：32-33.

［128］李明，刘琳.试论《医方集解》方剂学的贡献［J］.世界中医药，
2008，3（3）：171.

［129］闫慧，年莉.《医方集解》方源初探［J］.山西中医，2009，25（3）：31-
32.

［130］韩素琴.汪昂《医方集解》学术特点浅析［J］.河南中医，2009，29
（11）：1067-1068.

［131］张红梅，陈雪功，董昌武.对汪昂"暑必兼湿"的再认识［J］.北京
中医药大学学报，2010，33（1）：11-12.

［132］黄辉.《本草备要》医论药话评析［J］.中医杂志，2010，51（6）：
570-571.

［133］黄辉.新安医药学家汪昂（一）［J］.中医药临床杂志，2010,22（10）：
919-924.

［134］黄辉.新安医药学家汪昂（二）［J］.中医药临床杂志，2011,23（1）：
77-83.

［135］黄辉.新安医药学家汪昂（三）［J］.中医药临床杂志，2011,23（2）：
167-173.

［136］王健，李巧兰.《本草备要》编撰特点研究［J］.南京中医药大学学
报，2011，12（2）：91-92.

［137］陈晓.浅谈汪昂的方药学成就［J］.中国民间疗法，2011，19（12）：10.

［138］赵钰蓉，董正华，张文军，等.《医方集解》对仲景学术的贡献［J］.
陕西中医学院学报，2012，35（1）：82-84.

［139］董正华，韩志毅，张文军，等.浅析汪昂对《内经》的研究方法
［J］.陕西中医学院学报，2012，35（2）：19-20.

［140］李笑宇，王志红.汪昂《医方集解》"和法"思想探析［J］.吉林中
医药，2012，32（4）：325-326.

［141］康玉斗，冯玉沛 ."肺炎喘嗽"一词最早见文略考［J］.中医儿科杂志，2012，8（4）：62.

［142］董正华，韩志毅，张文军，等 .浅谈汪昂研究《黄帝内经》的成就［J］.河南中医，2012，32（5）：565-567.

［143］朱超，王键 .新安医家对中风病的认识［J］.中医药临床杂志，2012，24（10）：919-920.

［144］张宝文 .试论《本草备要》中"昂按"的论药特点［J］.中医文献杂志，2013，（1）：15-17.

［145］王建，黄辉，郑日新 .十大新安医家［J］.中华中医药杂志，2013，28（3）：739.

［146］毛逸斐，刘更生 .《本草备要》研究评述［J］.安徽中医学院学报，2013，32（3）：17-19.

［147］朱佳琪 .浅谈新安著作《医方集解》［J］.内蒙古中医药，2013，（17）：123.

［148］贾学锋，方向明，胡建鹏，等 .《医方集解》祛风之剂应用探析［J］.安徽中医学院学报，2013，32（6）：20-21.

［149］赵剑波，穆俊霞 .《素问灵枢类纂约注》研究述评［J］.山西中医学院学报，2014，15（1）：4-5.

［150］王键，黄辉，蒋宏杰 .新安本草方药学术体系［J］.中华中医药杂志，2014，29（1）：174-181.

［151］舒长兴 .浅议汪昂对归经理论的发挥［J］.中医文献杂志，2015，（2）：10-11.

［152］舒长兴 .汪昂对归经理论的贡献［J］.中国中医药科技，2015，22（4）：411-412.

［153］郜晓芹 .新安医著《汤头歌诀》的语言特色［J］.科技视界，2015：22.

［154］甄仲，秦玉龙．博观约取经世致用—汪昂学术思想研究［D］．天津：
天津中医学院，2003．

［155］赵剑波．《素问灵枢类纂约注》文献研究［D］．太原：山西中医学院，
2014．

汉晋唐医家（6名）

张仲景　王叔和　皇甫谧　杨上善　孙思邈　王　冰

宋金元医家（18名）

钱　乙　成无己　许叔微　刘　昉　刘完素　张元素
陈无择　张子和　李东垣　陈自明　严用和　王好古
杨士瀛　罗天益　王　珪　危亦林　朱丹溪　滑　寿

明代医家（25名）

楼　英　戴思恭　王　履　刘　纯　虞　抟　王　纶
汪　机　马　莳　薛　己　万密斋　周慎斋　李时珍
徐春甫　李　梴　龚廷贤　杨继洲　孙一奎　缪希雍
王肯堂　武之望　吴　崑　陈实功　张景岳　吴有性
李中梓

清代医家（46名）

喻　昌　傅　山　汪　昂　张志聪　张　璐　陈士铎
冯兆张　薛　雪　程国彭　李用粹　叶天士　王维德
王清任　柯　琴　尤在泾　徐灵胎　何梦瑶　吴　澄
黄庭镜　黄元御　顾世澄　高士宗　沈金鳌　赵学敏
黄宫绣　郑梅涧　俞根初　陈修园　高秉钧　吴鞠通
林珮琴　章虚谷　邹　澍　王旭高　费伯雄　吴师机
王孟英　石寿棠　陆懋修　马培之　郑钦安　雷　丰
柳宝诒　张聿青　唐容川　周学海

民国医家（7名）

张锡纯　何廉臣　陈伯坛　丁甘仁　曹颖甫　张山雷
恽铁樵